ELISABETH LANGE | ELMAR TRUNZ-CARLISI

W0170970

*Die 50
besten GU
Tipps*

SCHLANK
MACHER

Gewicht im Griff

Trägt man ein paar Pfund zu viel mit sich herum, schallt einem überall entgegen: »Sie sollten abnehmen!« Vielleicht antworten Sie darauf brav und schuldbewusst: »Ja, klar!« Aber Sie denken: »Wie soll ich das machen? Man könnte mir genauso gut sagen: ›Sieh zu, dass du kleinere Füße bekommst.‹«

ÜBER SEINE KALORIENVERHÄLTNISSE ZU LEBEN – das kann eine echte Lust sein. Ist es aber meistens gar nicht. Überschüssige Pfunde sind lästig, und der allzu große Appetit plagt einen. Also weniger essen!

Aber wie soll das gehen – ohne Leistungstiefs und schlechte Laune? Je strikter man sich auf starre Diätregeln festlegt, desto mehr leidet die »automatische« biologische Steuerung des Essverhaltens. Selbst wenn der Geist noch so willig ist, das Fleisch wird meist schwach, wenn das Gehirn ganz furchtbar dringlich nach Essbarem »ruft«.

So kann es vorkommen, dass gerade Menschen mit viel Selbstdisziplin ein paar Tausend Kalorien in einer Mahlzeit hinunterschlingen, weil ihre Beherrschung nach Tagen unter dem nagenden Hunger zusammenbricht. Amerikanische Psychologen nennen solche Fressanfälle den »Verdammt-was-soll's-Effekt«. Hat die Kontrolle über den Hunger wieder mal versagt, zweifeln viele Abnehmwillige an ihrer Willenskraft und sind deprimiert. Doch sie fühlen sich ganz zu Unrecht als Versager. Es ist der eigene Körper, der mit biologischen Tricks die Voraussetzungen für den Rückfall schafft.

Deshalb lieber nicht gleich eine große Diätrevolution anzetteln, sondern in kleinen Schritten vorgehen und durch winzige Veränderungen auf eine relaxte, aber figurfreundliche Lebensweise umsteigen. Das Beste daran: Wenn Sie es schaffen, an den kleinen »Stellschrauben« des Alltags das eigene Verhalten zu verändern, steigen Ihre Chancen auf einen anhaltenden Erfolg beim Abnehmen – ganz ohne Jo-Jo-Effekt.

Für einen straffen Körper

Auch wenn Sie glauben, einen Hang zur Rundlichkeit geerbt zu haben, sind Sie Ihrer Veranlagung keineswegs ausgeliefert. Bewegung heißt dann für Sie das Schlüsselwort. Wer seine Muskeln täglich kräftig spielen lässt, egal ob im Beruf, bei der Gartenarbeit oder beim Sport, dessen Körper verzeiht manche Eskapade beim Essen. Fährt man dagegen auch den kürzesten Weg mit dem Auto, arbeitet den ganzen Tag am Schreibtisch und sitzt später vor dem Fernseher, fällt bereits die kleinste Mahlzeit ins Gewicht.

Nun könnte man sagen: Ich sitze viel, also esse ich wenig. Doch damit bringt man den Körper ebenfalls in die Klemme. Wer wenig isst, bekommt wenig lebenswichtige Nährstoffe. Das macht sich bald an der Laune, aber auch an Haut und Haaren bemerkbar. Wagen Sie lieber, wenn Sie abnehmen möchten, den Einstieg in ein aktives Leben. Es gibt keinen

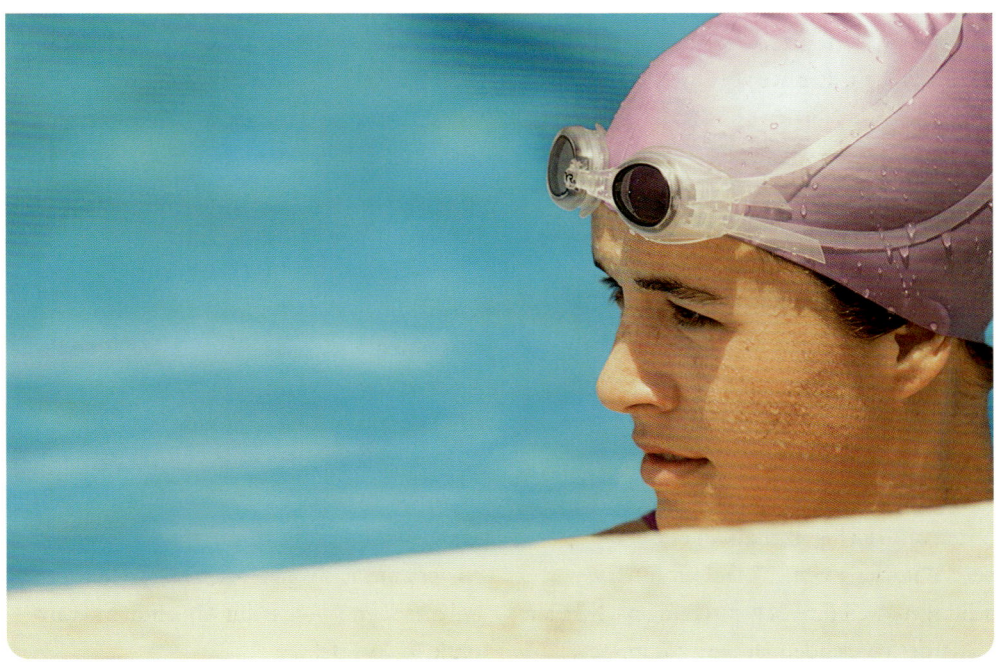

besseren Weg zu ungebremstem Essgenuss und seelischem Wohlbefinden als den, sich aus dem Sessel zu erheben und auf die Socken zu machen. Unsere sportlichen Tipps helfen Ihnen dabei.

Schon wenig hilft

Selbst wenn Sie nur zwei oder drei der folgenden 50 Tricks für sich nutzen, sind Sie schon auf dem richtigen Weg. Denn kleine figurfreundliche Veränderungen im Alltag addieren sich mit der Zeit zu nachhaltigen Gewichtsverlusten und bieten die Möglichkeit, individuelle Ziele auf ganz persönliche Weise zu verwirklichen. Darin liegt die große Chance dieser 50 wissenschaftlich fundierten

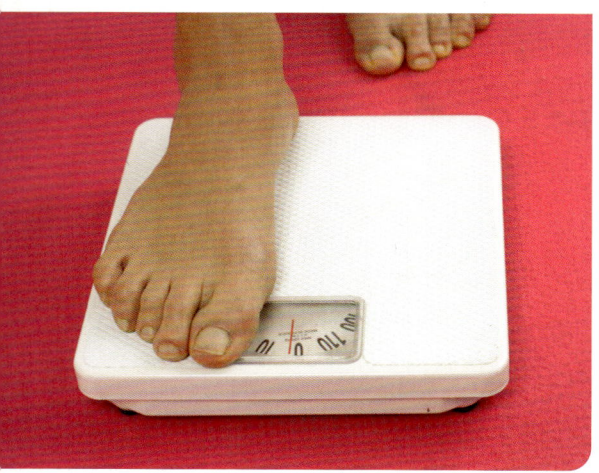

Ratschläge. Sie müssen nicht alle lesen, sondern können sie gezielt auswählen und einzeln ausprobieren oder beliebig kombinieren. Denn diese Tipps helfen auf dem Weg zum Wohlfühlgewicht, ohne gleich das ganze Leben auf den Kopf zu stellen. Trotzdem öffnet jeder einzelne Trick die Tür zum ersehnten Langzeiterfolg.

Die Kunst der kleinen Schritte

Vielleicht stellen Sie beim Lesen des ersten Tipps fest: Das ist nichts für mich. Dann blättern Sie einfach weiter. Womöglich steckt schon im nächsten der Kick, der Ihnen beim Abnehmen den Erfolg bringt. Wählen Sie zunächst die Vorschläge aus, die Sie in den ersten vier Wochen angehen wollen, und setzen Sie dort ein Lesezeichen ins Buch. Vertrauen Sie dabei einfach Ihrer Intuition. Schon ein einziger Schlankmacher-Trick kann Sie auf Ihrem Weg zum Traumziel ein großes Stück weiterbringen, wenn Sie es schaffen, ihn konsequent in Ihr Leben zu integrieren.

Es hängt vom Typ ab, ob Sie mit einer Veränderung beginnen, die Ihnen leichtfällt, oder mit einer, die Ihnen eher schwerfällt. Überfordern Sie sich nicht mit allzu vielen Neuerungen auf einmal, sonst könnten Sie leicht die Lust verlieren.

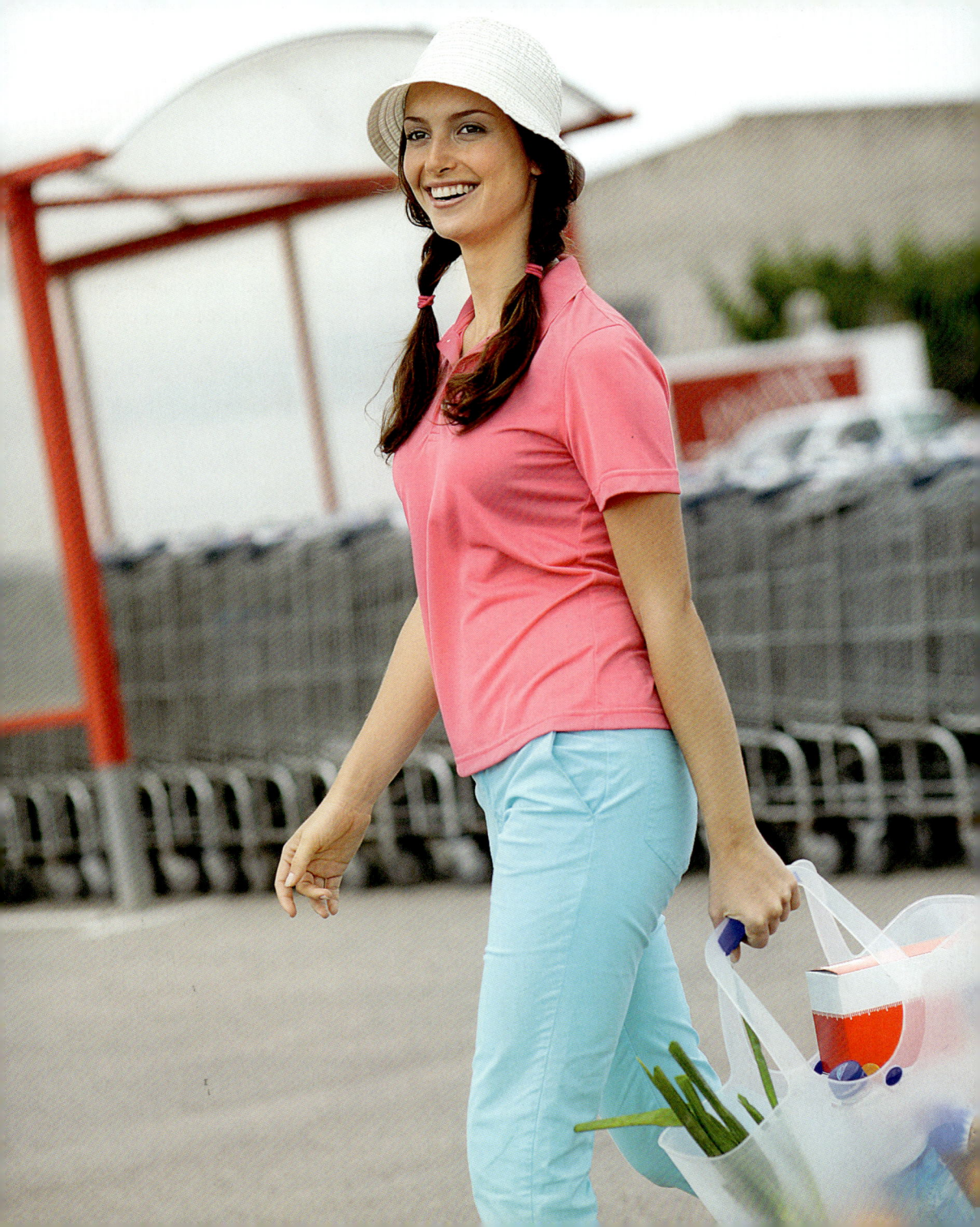

01

Raus aus der Gönn-mir-nix-Diätfalle

MANCHER, DER EIN PAAR PFUND ZU VIEL mit sich umherträgt, verkneift sich, um abzunehmen jeden echten Genuss. Nie mehr Sahne, nie mehr Schokolade, nie mehr Currywurst. Sobald alle kalorienreichen Lieblingsgerichte vom Speiseplan verschwunden sind, steckt man in der frustrierenden Gönn-mir-nix-Falle fest. Denn unsere sinnenfrohen grauen Zellen lassen sich triste Zeiten nicht lange gefallen. Schon nach ein paar Tagen baut sich im Großhirn ein mächtiger Widersacher auf, der sein Anrecht auf angenehme Empfindungen mit Heißhungeranfällen auf Fettes und Süßes selbst gegen den stärksten Willen erfolgreich durchsetzt.

BEIM ESSEN GENIESSEN

Wer sich allzu sehr in Entsagung übt und auf alle kulinarischen Freuden verzichtet, wird schnell ein Opfer von Diätfrust. Dann langweilt sich der Kopf und sucht nach immer neuen Leckerbissen, obwohl im »erlaubten« Diätgericht die Kalorienzahl reichlich war und auch genug zu essen auf dem Teller lag. Schließlich wollen ein paar Hundert verschiedene Sinneszellen beschäftigt sein – auch jene, die vor allem auf Süßes reagieren.

Essen wir in Ruhe und mit Hingabe, leuchten im Gehirn die Belohnungszentren auf. Wenn wir uns keine Zeit nehmen, zu registrieren, was eigentlich auf dem Teller liegt, schlingen wir viel zu viel hinunter.

Helfen kann außerdem ein Ausflug in neue Genusswelten. Denn die Natur selbst hat uns die Sehnsucht nach Erlebnissen und Sinnenfreude mitgegeben.

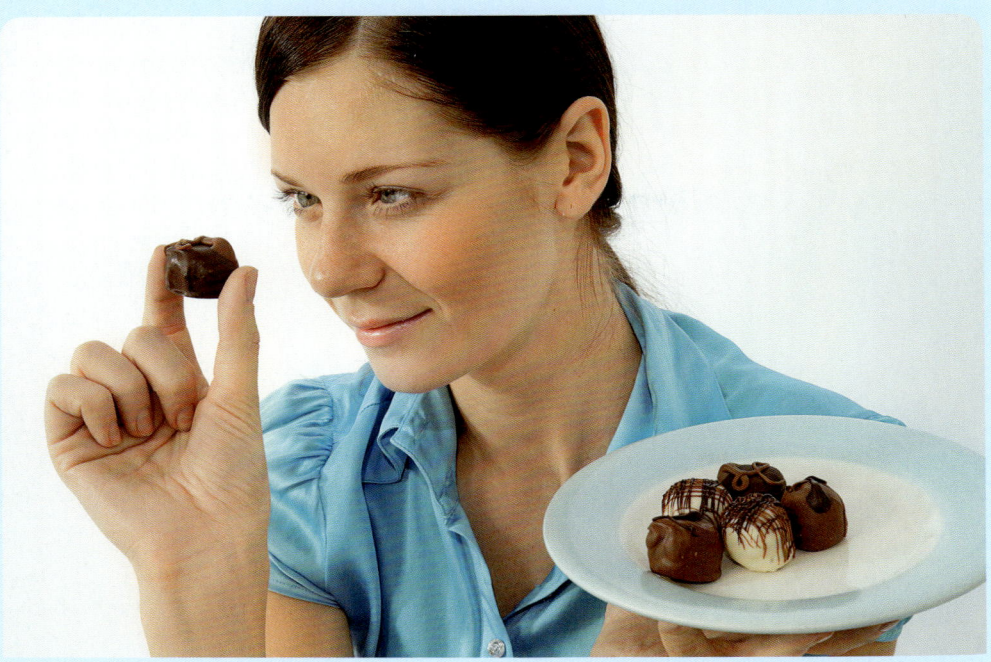

Ich gönn mir mehr Genuss!

■ **Nie mehr im Vorübergehen**
Essen Sie, was immer Sie wollen. Aber legen Sie jeden noch so kleinen Snack auf einen Teller, setzen Sie sich hin, und schauen Sie sich in Ruhe an, was da Gutes vor Ihnen liegt.

■ **Nur kaufen, was wirklich schmeckt**
Mancher isst jahrelang mageren Käse, obwohl er lieber fetten möchte. Wie wäre es, wenn Sie wieder die Sorte kaufen, die Sie lieben? Aber dann bitte nicht beiläufig in den Mund schieben, sondern eine kleine Portion am Tisch in Ruhe genießen.

■ **Der erste Bissen ist der köstlichste**
Konzentrieren Sie sich einen Moment auf den Wohlgeschmack und das angenehme Gefühl, das Ihr Lieblingsessen hinterlässt. Legen Sie das Besteck ab und überlegen Sie nach jedem Happen, ob der nächste den Genuss noch steigern kann. Wenn nicht, einfach aufhören.

■ **Neuigkeiten für die Sinneszellen**
Füllen Sie Ihre persönliche Bibliothek der Düfte und Geschmacksnoten gelegentlich mit Novitäten und frischen Sie schöne alte Geschmackserlebnisse auf.

Prüfen, ob Abnehmen nötig ist

BIN ICH EIGENTLICH ZU DICK? Diese Frage beantworten die meisten Menschen nach einem kritischen Blick in den Spiegel. Das ganz persönliche Idealgewicht lässt sich nämlich nicht in Tabellen ablesen oder mit Formeln errechnen. Es ist eine individuelle, subjektive Größe, die mit vernünftiger Ernährung und genug Bewegung meist ohne große Kalorienzählerei zu halten ist, und liegt meist in einem Kilobereich, in dem man sich schön, gesund und leistungsfähig fühlt.

MESSEN UND AUSRECHNEN

Gesundheitsexperten und errechnen den Body Mass Index, abgekürzt BMI. Er liefert kein Ergebnis in Kilogramm, sondern eine Kennzahl für die Körpermasse. Seine Formel:

$$BMI = \frac{\text{Körpergewicht (kg)}}{(\text{Körpergröße in Meter})^2}$$

Wer ungern den Taschenrechner zückt, findet im Internet unter www.schlankheitscode.de einen praktischen kleinen Rechner, der nach Eingabe der Körpermaße den Wert ausspuckt. Sie haben einen BMI zwischen 19 und 25 errechnet? Dann brauchen Sie keine Diät. Das ist normales Gewicht. Mit zunehmendem Alter darf es sogar etwas mehr sein. Menschen über 64 Jahre müssen deshalb auch mit einem BMI von 29 nicht abnehmen. Ausnahme: ein allzu runder Bauch. Geht es um die Gesundheit, sind BMI und Waage weniger wichtig als der Taillen- und Hüftumfang. Denn die Fettzellen im Bauch können den Stoffwechsel ganz schön durcheinanderbringen. Also ein Maßband zücken und im Stehen um die Taille legen. Die richtige Stelle liegt in der Mitte zwischen Rippenbogen und oberem Rand des Beckenknochens, etwa in Höhe des Bauchnabels. Jetzt den Taillenumfang durch den Hüftumfang teilen: Gesunde Werte liegen für Frauen unter 0,8 und für Männer unter 0,9.

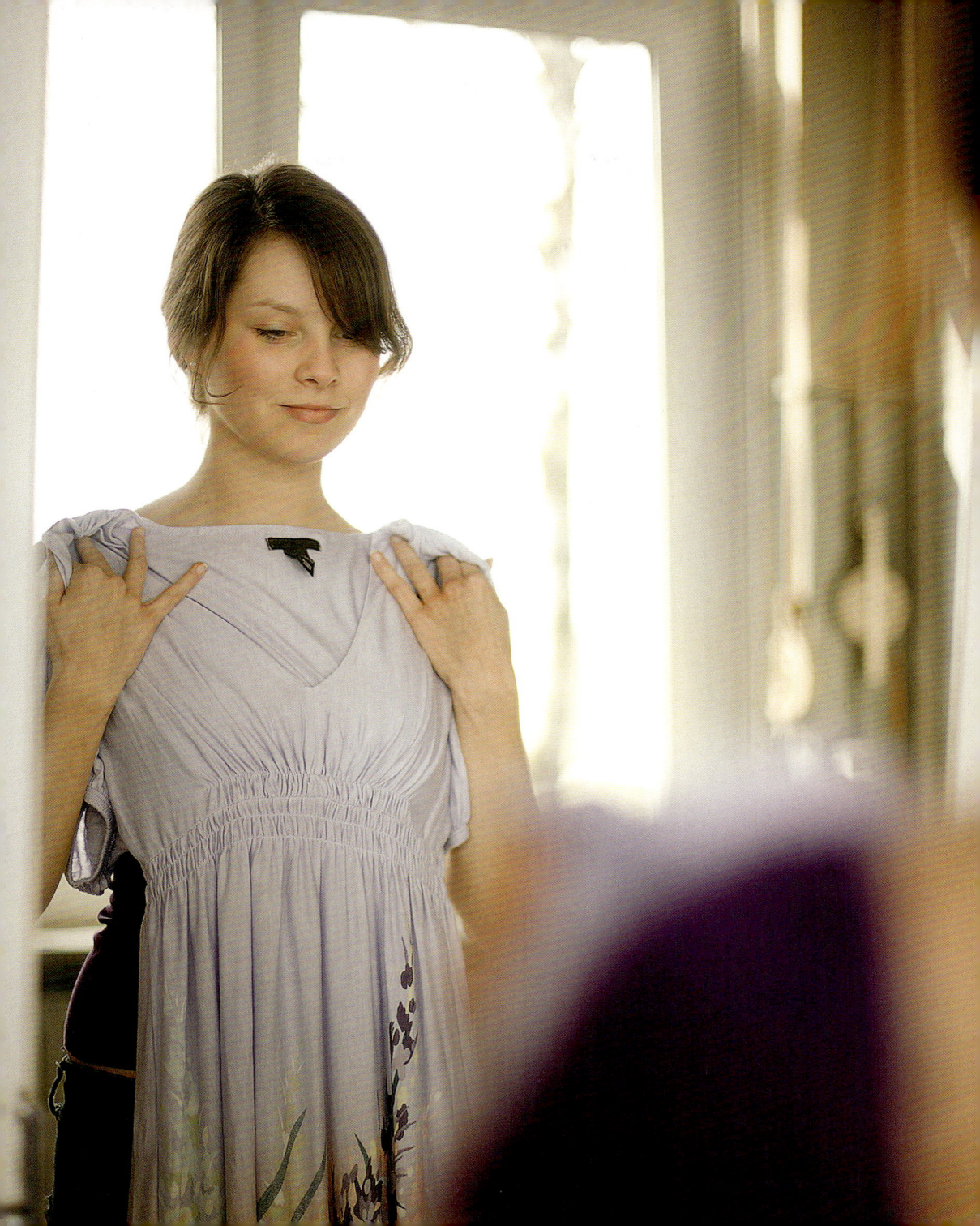

03

Im Alltag Bonusmeilen sammeln

ES MUSS NICHT IMMER SPORT SEIN! Unserem Körper ist es ziemlich egal, ob er Kalorien beim zügigen Gehen oder im Aerobic-Kurs verbraucht. Hauptsache die Muskeln werden bewegt, der Puls klettert und der Stoffwechsel kommt auf Touren. Und das muss keineswegs schweißtreibend sein, moderate Anstrengungen reichen völlig aus. Der Alltag bietet jede Menge Möglichkeiten, um nebenbei aktiv Bonusmeilen zu sammeln und damit Extraportionen Fett zu verbrennen. Es wäre doch viel zu schade, diese Chancen ungenutzt zu lassen!

MIT JEDEM SCHRITT ABNEHMEN ODER DAS GEWICHT HALTEN

Aktuelle Studien zeigen, dass wir Menschen ein bestimmtes Maß an Bewegung brauchen, um gesund und leistungsfähig zu bleiben. Internationalen Empfehlungen zufolge sollte man täglich auf mindestens 30 Minuten Bewegung kommen.

Wer abnehmen möchte, sollte dies als absolutes Minimum betrachten und das Bewegungspensum möglichst ausdehnen. Dabei spielt es keine Rolle, ob Sie dies am Stück oder in kleinen Etappen machen. In der Kalorienbilanz – dem Verhältnis zwischen mit der Nahrung aufgenommener und vom Körper verbrauchter Energie – zählt buchstäblich jeder einzelne Schritt. Wer zum Beispiel Wegstrecken zu Fuß zurücklegt, konsequent auf den Fahrstuhl verzichtet und stattdessen Treppen nutzt, kleine Anstrengungen sucht, statt meidet, hat am Ende des Arbeitstags ganz schnell die »halbe Miete« des empfohlenen Kalorienverbrauchs erledigt – ohne nennenswerten Zeitverlust, kostenlos und ohne jeden Sport. Wenn Sie abends noch in die Sportklamotten springen und die eine oder andere Runde drehen – umso besser!

So kommen Sie an Bonusmeilen

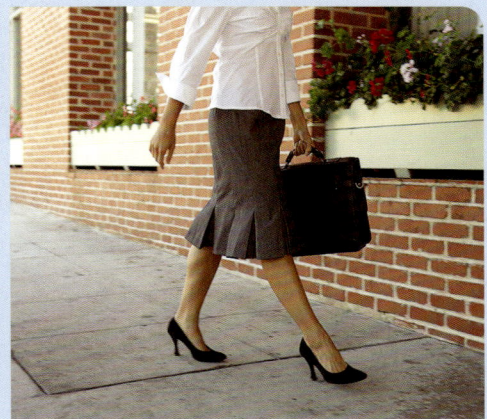

■ Fit in den Tag

Starten Sie mit einer Walking-Einheit in den Tag. Parken Sie den Wagen etwas weiter weg vom Arbeitsplatz, oder steigen Sie eine S-Bahn-Station früher aus. Dadurch sollte eine Strecke entstehen, die Sie binnen 5 bis 10 Minuten (natürlich auch gerne länger) in zügigem Walking-Tempo passieren. Das macht Sie wach, bringt den Kreislauf in Schwung und Ihnen das erste Paket an Bonusmeilen.

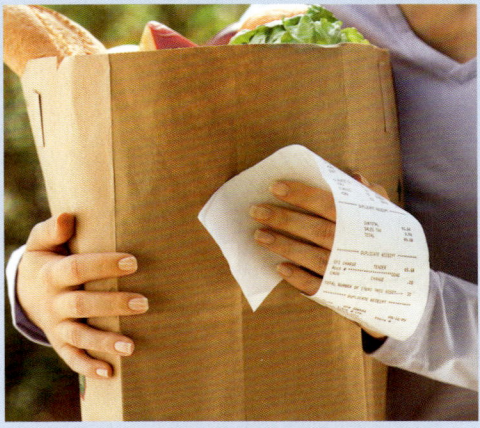

■ Schleppen statt trimmen

Lassen Sie als Sitzmensch keine Möglichkeit aus, um körperlich etwas zu bewegen. Schleppen Sie ganz bewusst die Einkaufstüte oder die (halbe) Getränkekiste, statt sie immer nur mit dem Einkaufswagen zu befördern.

■ Stresshormone überlisten

Während eines fordernden Arbeitstages kann sich ganz schön viel Stress aufbauen. Die effektivste Möglichkeit, die aufgestauten Stresshormone wieder abzubauen, besteht in körperlicher Aktivität. Gut geeignet sind beispielsweise ein Abendspaziergang oder auch Haus- oder Gartenarbeit. Wie Sie das im Einzelnen machen, ist Ihre Sache – Hauptsache, Sie bewegen sich.

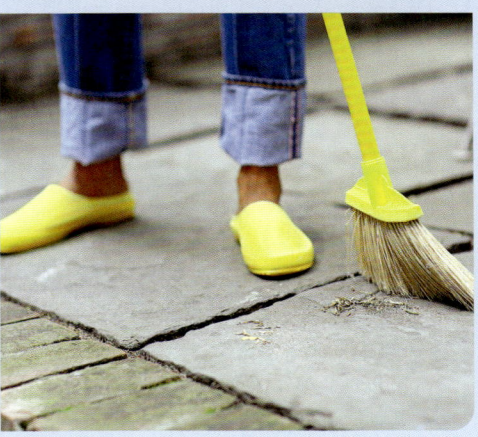

Hülsenfrüchte öfter mal untermogeln

GUT BEI MAGENKNURREN: Die preiswerten Samenkerne sättigen so nachhaltig, dass man selbst am nächsten Tag weniger Hunger hat als sonst. Sie können sie esslöffelweise in Pastasoßen, Aufläufen, Suppen und Ragouts verschwinden lassen. Oder eine Handvoll über frische Salate streuen. Püriert sind sie eine prima fettfreie Basis für Dips und Dressings. Und Bohnen- oder Kichererbsenmus lässt sich im Kuchenteig einfach verstecken.

BEWIESEN: BOHNENFANS WIEGEN WENIGER

Bevölkerungsstudien deuten schon lange darauf hin, dass alle, die oft Hülsenfrüchte essen, weniger Pfunde auf die Waage bringen als andere. Kanadische Forscher stellten fest: Bohnenesser

> haben eine schlankere Taille

> und einen niedrigeren Blutdruck,

> sind besser als andere mit Ballaststoffen versorgt,

> haben einen stabileren Blutzucker,

> sind besser gegen Heißhungeranfälle gefeit.

Natürlich kennt jeder den Spruch, der Böhnchen auf Tönchen reimt. Das Blubbern im Bauch bleibt einem jedoch erspart, wenn man sich nicht gleich auf eine große Portion Bohnen-Chili stürzt, sondern langsam einsteigt und die Menge nach und nach erhöht. So bekommt die Darmflora Zeit, sich anzupassen, und tut still ihre Arbeit. Ansonsten hilft es auch, Kochwasser oder Dosenflüssigkeit abzugießen und die Kerne kalt abzuspülen. Das entfernt einen Teil der blähenden Substanzen.

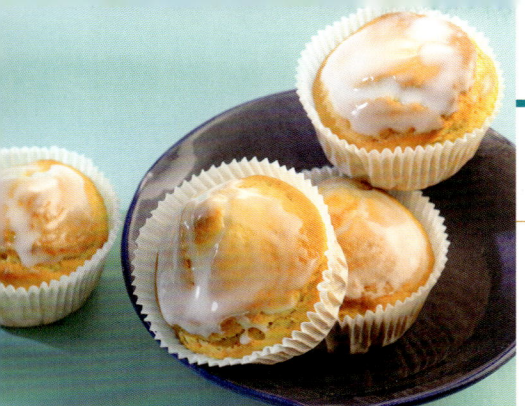

Kichererbsen und Sojabohnenmehl ersetzen einen Teil der benötigten Öl- und Eiermenge.

Ingwer-Zitronen-Muffins

1 Muffin ohne Zuckerguss enthält:
3 g E | 4 g F | 24 g KH | 1,5 g BS
155 kcal | 647 kJ

Zutaten für 12–14 Muffins

150 g Kichererbsen (abgetropft; Dose)
20 g frische Ingwerwurzel
1 Ei
4 EL Rapsöl
200 ml Milch
1 EL fettarmes Sojamehl (Reformhaus)
1 Backmischung für Zitronenkuchen (Inhalt ca. 450–480 g)
evtl. etwas Zucker oder flüssiger Süßstoff

1 Kichererbsen abtropfen lassen und in ein hohes Gefäß geben. Ingwer schälen und in Scheiben zufügen. Ei, Öl und Milch zugeben und alles mit dem Schneidstab zu einer glatten hellen Creme pürieren.

2 Sojamehl und Backmischung in eine Rührschüssel geben. Den Kichererbsenmix zufügen, und alles mit den Quirlen des Handrührers auf höchster Stufe etwa drei Minuten zu einem glatten Teig aufschlagen.

3 Den Teig in Papierbackförmchen oder in die Vertiefungen eines Muffinblechs verteilen. Im vorgeheizten Backofen bei 180° etwa 30 Minuten backen.

4 Die Muffins auf einem Rost erkalten lassen. Nach Geschmack mit dem Zuckerguss aus der Packung bestreichen.

IDEAL FÜR DEN VORRAT: Mit Kichererbsen halten sich die Muffins bis zu einer Woche saftig und frisch. Sie können den Teig auch in eine Kastenform geben und bei 180° 60 Minuten backen.

05

Essen gehen, ohne über die Stränge zu schlagen

RESTAURANTBESUCHE OHNE KALORIENFALLE: Sie sind mitten in einer Diät, möchten aber gerne mit Ihren Freunden essen gehen? Kein Problem: Es ist wunderbar, abends mit Freunden im Restaurant zu sitzen und Spaß zu haben. Schließlich muss man Feste feiern, wie sie fallen, und beim Abnehmen ganz locker bleiben. Dennoch ist es sinnvoll und auch gar nicht so schwierig, die Kalorienschwemme einzugrenzen.

ENTSTEHEN FETTRÖLLCHEN NACH UHRZEIT?

Sollte man Restaurantbesuche nicht überhaupt streichen? Wer spätabends noch ausgiebig isst, nimmt zu – daran zweifelte jahrelang kaum jemand. Doch dieser Mythos ist jetzt geplatzt. US-amerikanische Ernährungsexperten der Universität Portland erforschten die Zusammenhänge an Rhesusaffen, denn mit Menschen wäre eine solche Untersuchung kaum möglich gewesen.

Die Wissenschaftler beobachteten unsere tierischen Verwandten immerhin ein Jahr lang Tag und Nacht, um herauszufinden, wann sie sich über ihr Futter hermachten und was der Zeitpunkt bewirkte. Das unerwartete Ergebnis: Tiere, die vorzugsweise abends und nachts fraßen, wurden auch nicht dicker als andere.

Das deckt sich übrigens mit der Beobachtung, dass Mittelmeeranwohner wie etwa Spanier, die am liebsten erst gegen zehn zum Abendessen gehen, keineswegs dicker sind als wir Nordlichter, die schon gegen sechs oder sieben Messer und Gabel schwingen. Es kommt also nicht darauf an, wann man isst, sondern nur wie viel.

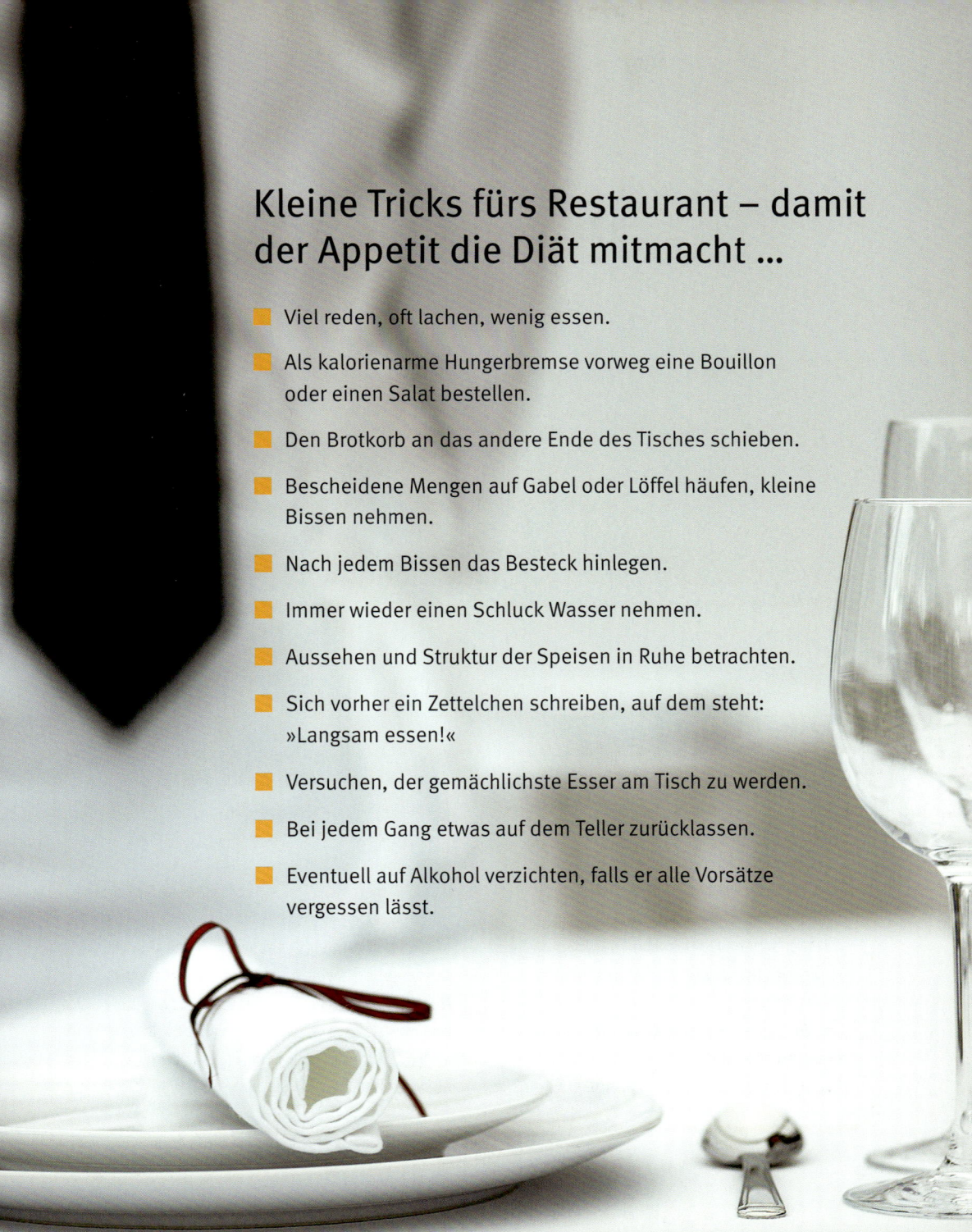

Kleine Tricks fürs Restaurant – damit der Appetit die Diät mitmacht ...

- Viel reden, oft lachen, wenig essen.
- Als kalorienarme Hungerbremse vorweg eine Bouillon oder einen Salat bestellen.
- Den Brotkorb an das andere Ende des Tisches schieben.
- Bescheidene Mengen auf Gabel oder Löffel häufen, kleine Bissen nehmen.
- Nach jedem Bissen das Besteck hinlegen.
- Immer wieder einen Schluck Wasser nehmen.
- Aussehen und Struktur der Speisen in Ruhe betrachten.
- Sich vorher ein Zettelchen schreiben, auf dem steht: »Langsam essen!«
- Versuchen, der gemächlichste Esser am Tisch zu werden.
- Bei jedem Gang etwas auf dem Teller zurücklassen.
- Eventuell auf Alkohol verzichten, falls er alle Vorsätze vergessen lässt.

Mehr Licht bitte!

SONNE IST HIER GEMEINT und nicht der schwache Schein der Schreibtischlampe. Denn das natürliche Tageslicht ist für uns Menschen so wichtig wie Essen und Trinken. Hinzu kommt: Lichtmangel macht dick! Also vor allem an den kurzen Wintertagen, wenn die Sonne spät auf- und früh untergeht, mittags raus ins Freie! Und zwar auch, wenn der Himmel bedeckt ist.

SONNENSCHEIN FÜR DIE FIGUR

Die meisten von uns, die in geschlossenen Räumen arbeiten und auch in der Freizeit gern zu Hause hocken, bekommen zu wenig Licht. So gerät die innere Uhr leicht aus dem Takt, das Gehirn fabriziert zu viel vom einschläfernden Hormon Melatonin. Empfindliche Menschen reagieren darauf mit gedrückter Stimmung. Sie leiden unter Heißhunger auf Süßigkeiten und haben keinen Spaß an der Bewegung. Gelangt zu wenig Licht an die Haut, schwinden auch die Vitamin-D-Bestände. Nach derzeitigen Erkenntnissen sollte der Vitamin-D-Spiegel höher liegen als früher gedacht. Gemessen daran sind die Werte in der deutschen Bevölkerung generell zu niedrig, sagt das Robert-Koch-Institut in Berlin.

Das sogenannte Sonnenhormon kommt in der Nahrung nur sehr beschränkt vor. Unsere Haut stellt es unter UV-Einwirkung her, vorausgesetzt, wir schaffen es, die wohltuende Strahlung täglich 20 Minuten an unsere nackte Haut zu lassen. Mehr ist besser, denn das Licht-Vitamin fördert die Kalziumaufnahme und aktiviert damit indirekt die Fettverbrennung. Wer drinnen bleibt, benötigt nicht nur weniger Kalorien als andere, er bremst außerdem noch seinen Stoffwechsel und den Fettverbrauch.

Der Sonne entgegen

In hellem Licht baden

Lassen Sie das Tageslicht auch im Winter nicht nur an Gesicht und Hände, sondern so oft wie nur möglich an die Körperhaut. Eine gute Gelegenheit dafür: Nach der Sauna unbekleidet draußen im Freien »abdampfen«. Auch gut: In einer geschützten Ecke des Balkons oder am weit geöffneten Fenster, wenn mittags die Sonne hineinscheint.

Zwischen zwölf und eins rausgehen

Um die Bildung von Vitamin D zu stimulieren und den Taktgeber der inneren Uhr täglich neu zu stellen, sollten Sie möglichst in der Mittagspause einen kurzen Spaziergang machen. Das mildert den Heißhunger auf schnelle Kohlenhydrate. Wichtig beim kurzen Sonnetanken: Auf Sonnenbrille und Tagescremes mit Lichtschutzfaktor verzichten, Hände, Hals und Dekolleté unbedeckt lassen.

Aber: Dies soll natürlich kein Aufruf zu langen, ungeschützten Sonnenbädern sein. Halten Sie sich an die üblichen Empfehlungen zum Sonnenschutz, um Hautkrebs zu vermeiden.

Gute Vitamin-D-Quellen nutzen

Essen Sie zweimal pro Woche Fisch als Hauptgericht, und bevorzugen Sie dabei Sorten wie Makrele, Hering oder Lachs.

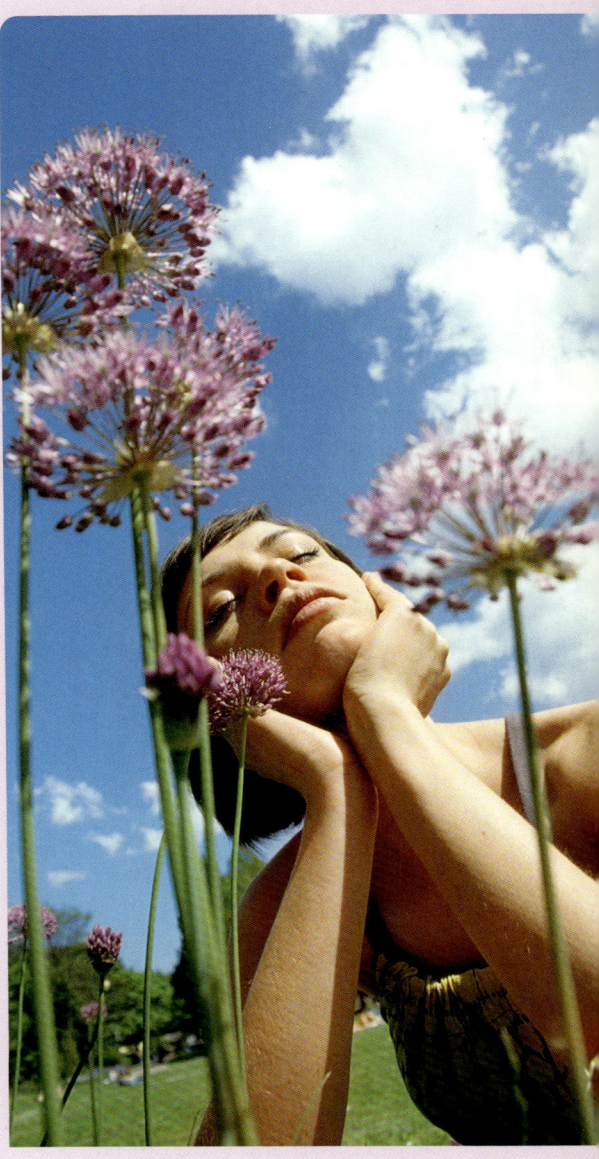

Ist kein guter Fischladen in der Nähe, tun Tiefkühlfisch oder eine Konserve die gleichen Dienste.

17

Der 4-Stufen-Bauch-weg-Plan

LASST NEUE MUSKELN WACHSEN! Wo früher Rock oder Hose gerade nach unten flossen, wölbt sich jetzt eine kleine Kugel? Dann wird es Zeit, das ungeliebte Fettpolster wieder loszuwerden. Straffe Bauchmuskeln allein helfen dabei nicht, der ganze Körper mit seiner gesamten Muskulatur muss ran, damit die Kugel wieder schrumpft. Das Beste daran: Mit jedem zusätzlichen Gramm Muskel steigen die Lebensfreude und der Spaß am Sex. Versprochen.

WAS TESTOSTERON MIT DEN MUSKELN VERBINDET

Neben dem Hang zum übermäßigen Genuss lassen eine Reihe von Stoffwechselstörungen die Körpermitte anschwellen. Oft ist – auch bei Frauen – das Hormon Testosteron beteiligt. Es regt bei beiden Geschlechtern den Aufbau von Muskeln sowie Knochen an und verringert die Fettmasse. Sinkt der Testosteronspiegel, wachsen Polster und Muskeln schwächeln.

Oft entsteht der Hormonmangel jedoch erst durch Übergewicht. Denn wenn faule Muskeln schlappmachen und Fett einlagern, sinkt der Testosteronspiegel. Glücklicherweise kann man die Hormonproduktion wieder anschieben – mit Muskeltraining und dem Verzicht auf Luxuskalorien.

Fordert man Bizeps und Konsorten richtig heraus, entstehen im Inneren mikroskopisch feine Risse. Jetzt kommen die Reparaturtrupps des Körpers und verstärken den »Mikro-Schaden« mit Proteinen, der Muskel wächst. Das braucht Zeit – also höchstens jeden zweiten Tag trainieren. Ein Muskelkater sollte allerdings nicht entstehen – er ist ein sicheres Zeichen dafür, dass die Belastungen zu hoch waren.

Bauch weg
in vier Schritten

■ Schritt 1 **Gesundheitstest**
Vom Arzt Blutzuckerspiegel, Hormone, Herz und Gefäße durchchecken lassen. Ist alles in Ordnung, lassen Sie sich bestätigen, dass Sie fit genug sind für ein intensives Muskeltraining.

■ Schritt 2 **Trainingsbeginn**
Erst den Bauchumfang mit einem Maßband messen, notieren und dann loslegen. Bitten Sie den Trainer im Fitness-Studio um ein Programm zum Muskelaufbau. Mindestens zweimal die Woche nach Plan trainieren, häufiger ist besser.

■ Schritt 3 **Mehr Protein**
Schränken Sie Alkohol ein oder streichen Sie ihn ganz. Verzichten Sie abends zwei- oder dreimal pro Woche auf Kohlenhydrate. Dafür Eiweiß in Form von Fisch, Geflügel oder mageren Milchprodukten mit Gemüse und Salat kombinieren. Einmal pro Woche den Bauchumfang messen.

■ Schritt 4 **Dranbleiben**
Jetzt brauchen Sie ein wenig Geduld. Denn in den ersten Wochen des Trainings verbessern Sie vor allem die Koordination Ihrer Muskulatur. Erst etwa ab der vierten Woche beginnt der Muskelaufbau, der dem Körper hilft, mehr Testosteron zu produzieren, und damit den Abnehmprozess auf Dauer entscheidend unterstützt. Bleiben Sie also dran – ab dem zweiten Monat geht es erst richtig los ...

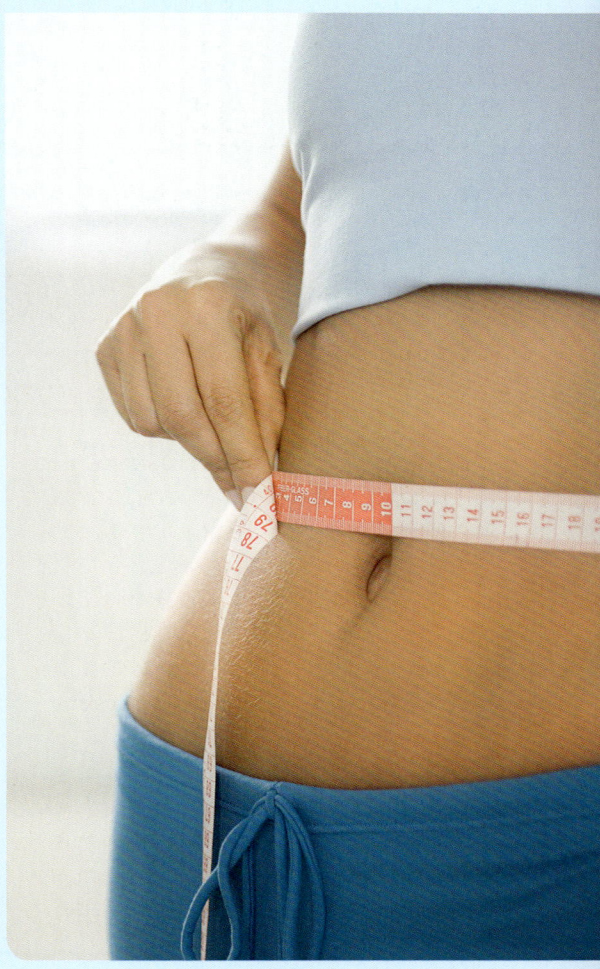

08

Ohne Spaß läuft nichts: Die passende Sportart finden

DIE PALETTE AN FREIZEITSPORTARTEN ist so groß und unterschiedlich, dass mit Sicherheit auch für Sie etwas Geeignetes dabei ist. Überlegen Sie, welche Sportart Ihnen am meisten Spaß bereiten könnte, welche Sie also motiviert, regelmäßig und dauerhaft aktiv zu sein. Vielleicht ist es etwas, das Sie früher mit viel Freude betrieben und irgendwann aufgegeben haben. Oder vielleicht eine ganz neue Sportart, die Sie immer schon kennenlernen wollten.

DAMIT DER EINSTIEG KLAPPT

Bedenken Sie bei der Auswahl die Voraussetzungen und Rahmenbedingungen rund um die infrage kommende Sportart. Es macht zum Beispiel einen großen Unterschied, ob Sie sich an feste Trainingszeiten binden können oder ob Sie generell flexibel sein möchten. Analysieren Sie auch kurz, welcher Sporttyp in Ihnen schlummert: Suchen Sie das motivierende Erlebnis in der Gruppe, oder bevorzugen Sie vielleicht eine Individualsportart? Unsere Checkliste auf der rechten Seite soll Ihnen helfen, Ihre Lifetime-Sportart zu finden.

> **Wichtig:** Wenn Sie über Jahre keinen Sport getrieben haben, muss der Einstieg sanft und sicher sein. Besonders sensibel reagieren die Sehnen, Bänder und Gelenke. Je länger die Abstinenz dauerte, desto behutsamer müssen Sie ans Werk gehen. Bei Wiedereinsteigern besteht zudem die Gefahr, dass man dort loslegen möchte, wo man früher leistungsmäßig einmal stand. Das überfordert natürlich den Körper und hat nicht selten – wie Unfallstatistiken zeigen – Verletzungen und auch Frustration zur Folge. Gönnen Sie sich also eine mehrwöchige Schonfrist.

Welcher Bewegungstyp sind Sie?

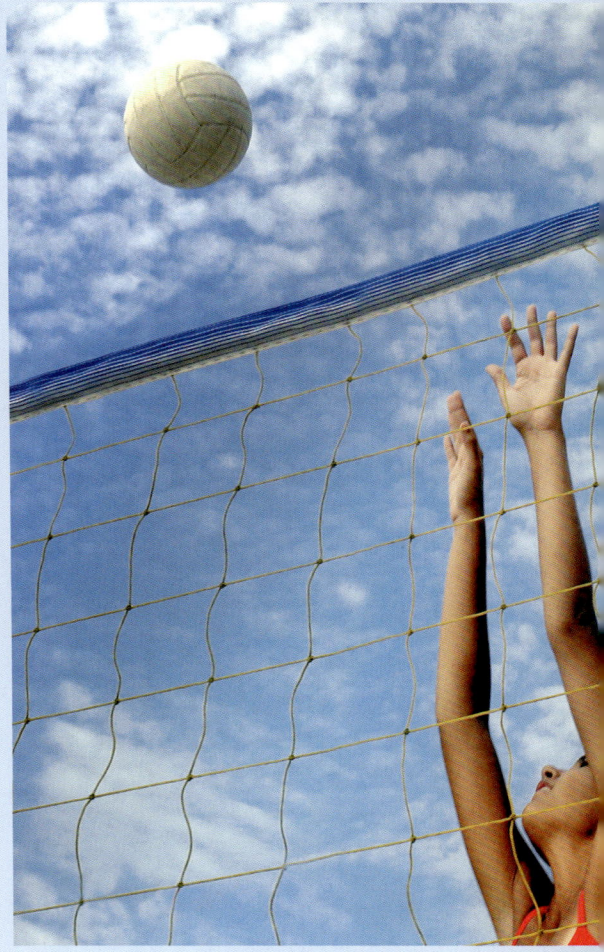

🟧 Walken, Laufen, Radeln, Inlineskaten oder Schwimmen: Es geht **solo,** aber auch **in der Gruppe.** Wer gemeinsam mit anderen aktiv ist, schließt sich einer Gruppe an und die Motivation stimmt. Das klappt übrigens auch beim Training im Studio: Moderne Einrichtungen bieten ein buntes Sortiment an Kursen für ein Training in Gruppenform. Selbst das Gerätetraining kann zum Gruppenerlebnis werden, wenn etwa spezielle Zirkel mit Trainerbetreuung angeboten werden.

🟧 **Bewegung und Naturerlebnis** passen optimal zueinander. Ob Wandern, Mountainbiking, Skilaufen oder Segeln – die Palette unterschiedlicher Angebote ist groß. Also raus an die frische Luft und los geht's.

🟧 Wer den Spieltrieb in sich spürt, liegt vermutlich mit **Spiel- und Ballsportarten** richtig. Damit die Gesundheit mitmacht, sollten Sie sich mit Fitnessübungen zuerst in Form bringen und auch das Körpergewicht im Griff haben (BMI unter 30).

🟧 Fühlen Sie sich besonders motiviert und bewegen Sie sich am liebsten, wenn Sie **Musik und flotte Rhythmen** hören? Dann sollten Sie sich an Tanzsportarten halten.

Vielleicht mögen Sie auch Fitnesskurse mit Musikbegleitung wie Aerobic & Co.

🟧 Ruhiger und meditativer geht es zu bei **Yoga, Pilates, Tai Chi und Qigong.** Der Einklang von Körper, Geist und Seele steht im Mittelpunkt – für viele der richtige Kontrast zum Alltagsstress.

21

Unbedingt frühstücken

OHNE FRÜHSTÜCK SCHNELLER DICK. Aufstehen, anziehen, fertig, los. In Ruhe morgens essen? Dafür bleibt oft keine Zeit. Bestenfalls gibt es einen Kaffee im Stehen. Und mancher, der am Abend zuvor richtig geschlemmt hat, versucht, den Überhang an Kalorien in der Frühe wieder einzusparen. Aber das ist keine gute Idee! Denn ein regelmäßiges Frühstück verbessert die Chance, auf angenehme Weise nachhaltig abzunehmen.

NEUIGKEITEN VOM ERSTEN MAHL

Eine repräsentative Umfrage der Deutschen Angestellten-Krankenkasse enthüllte, dass vor allem unter 30-Jährige ihre erste Mahlzeit gern ausfallen lassen: Jeder Zweite von ihnen geht ohne einen Bissen zu essen aus dem Haus. Wer seine Pfunde in Schach halten möchte, überschlägt gerne das Frühstück und tut sich damit – trotz eingesparter Kalorien – keinen Gefallen. Das zeigt eine ganze Reihe neuer Studien aus den USA.

Warum das so ist? Es hat sich herausgestellt, dass morgendliche Essmuffel mit einem erhöhten Risiko leben, dick zu werden. Wer dagegen bald nach dem Aufstehen eine aus-gewogene Mahlzeit isst, leidet nachmittags und abends seltener unter Snack-Attacken. Ob Müsli mit Joghurt, ein herzhaftes Butter-brot oder ein Omelett auf dem morgendli-chen Speiseplan steht, ist Geschmacksache. Hauptsache, Sie decken mit der ersten Mahl-zeit mindestens ein Viertel Ihres täglichen Kalorienbudgets.

Sie haben gleich nach dem Aufstehen par-tout noch keinen Appetit? Dann gönnen Sie sich zunächst einmal einen gesunden Drink und konsumieren den Rest der benötigten Kalorien etwas später als handfestes zweites Frühstück.

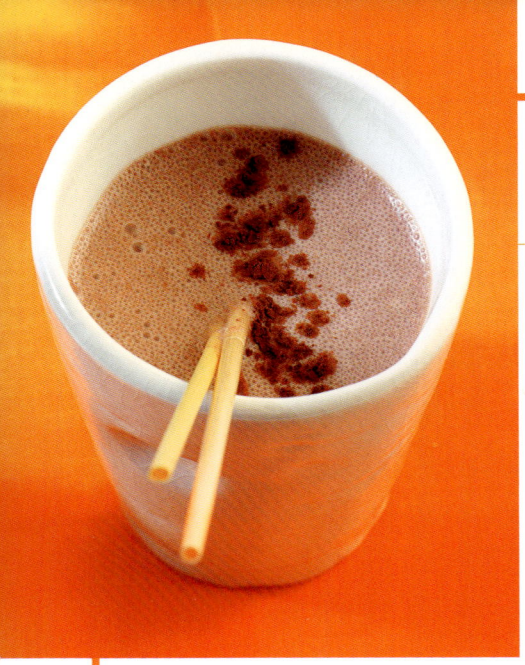

Der Mix aus Kohlenhydraten, Ballaststoffen, Protein und Lezithin ist eine perfekte Start-hilfe in den Tag.

Cremiger Schoko-Vanille-Drink

1 Portion enthält:
10 g E | 4 g F | 18 g KH | 2,5 g BS
157 kcal | 663 kJ

Zutaten für 2 Portionen

½ l fettarme Milch (oder Magermilch)
1 Löffelspitze Guarkernmehl
(Reformhaus)
1 TL fettarmes Sojamehl
(Reformhaus)
1 gehäufter TL Kakaopulver
1 Prise gemahlene Vanille oder einige
Tropfen Vanilleextrakt
1 EL Honig oder Ahornsirup

1 Milch in einen Mixbecher geben. Guarkernmehl, Sojamehl und Kakaopulver in eine kleine Schale geben und gründlich mischen, bis keine Klümpchen mehr vorhanden sind.
2 Den Kakaomix mit Vanille und Honig zur Milch geben und mit einem Pürierstab kräftig aufschäumen.

TIPP: Der Drink verwandelt sich in eine leckere Schokosoße zu frischem Obstsalat, wenn Sie anstelle einer Löffelspitze etwa ¼ TL Guarkernmehl verwenden. Guarkernmehl ist ein ballaststoffreiches pflanzliches Bindemittel.

Mehr Ballaststoffe als Schlankstoffe nutzen

ALLE BALLASTSTOFFQUELLEN EINSETZEN. Wer beim Kochen und Backen häufiger zu Zutaten greift, die reich sind an unverdaulichen Nahrungsfasern, wird schneller schlank! Ganz gleich, welche Sorte Ihnen gut schmeckt und bekommt: Essen Sie anfangs nur wenig davon. Am besten mischen Sie die ungewohnten Zutaten zunächst unter gewohnte Speisen. So bekommen Verdauungssäfte und Darmflora die Chance, sich peu à peu an die neue Zusammensetzung der Mahlzeiten anzupassen.

GOLDRICHTIG FÜR DIE FIGUR!

Als Ballaststoffe gelten die Nahrungsbestandteile, die unsere Verdauungssäfte nicht zerlegen können. Sie wandern unverändert durch den Verdauungstrakt und erfüllen viele Aufgaben. Im Dünndarm werden nur die löslichen Ballaststoffe vom Körper aufgenommen und wirken appetithemmend. Pektin aus Früchten und Gemüse etwa bremst die Aufnahme von Nährstoffen. Je langsamer die Kalorien aufgenommen werden, desto länger melden die Sensoren Sättigung. Unlösliche Ballaststoffe wie etwa die Zellulose aus der Kleie sorgen für Fülle auf dem Teller und im Bauch. Sie fördern die Bewegung des Dickdarms und damit eine zügige Ausscheidung.

Mehr Ballaststoffe helfen also beim nachhaltigen Abnehmen. Denn Ballaststoffe ...

› füllen den Magen und sättigen ausgiebig,
› »strecken« die Nahrung und machen sie kalorienärmer,
› helfen, schlank zu werden oder zu bleiben,
› regulieren den Blutzuckerspiegel.

Hitliste der Ballaststoffe*

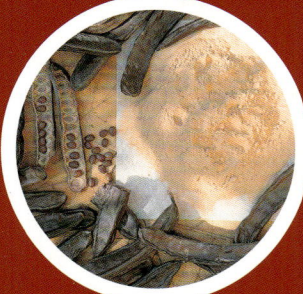

Gut zum Andicken von Soßen
Johannisbrotkernmehl: 74 g

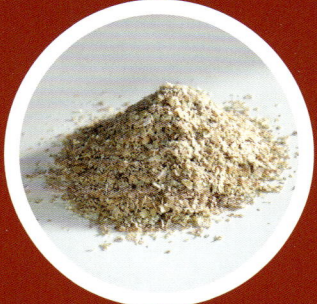

Schmeckt im Müsli
Weizenkleie: 45 g

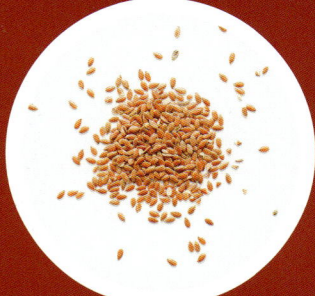

Gut im Brot
Leinsamen: 35 g

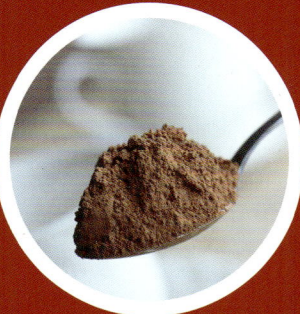

In Getränken und Desserts
Kakaopulver: 33 g

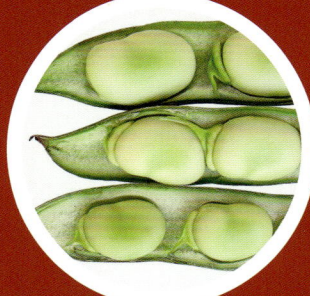

Herzhaftes Gemüse
Dicke Bohnen: 28 g

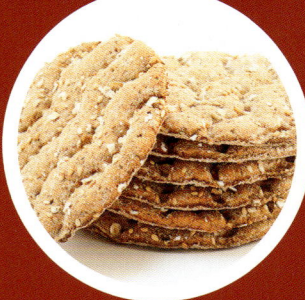

Ideal zum Frühstück: Knäckebrot
(ballaststoffreiche Sorte): 24 g

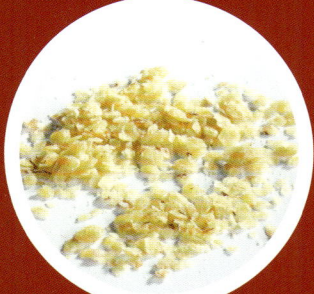

In Quark und Joghurt rühren
Weizenkeime: 18 g

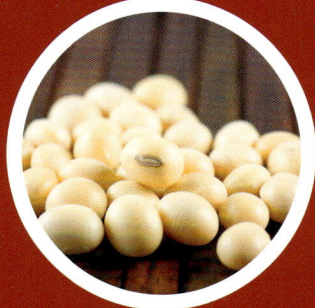

Für Eintöpfe und Suppen
Weiße Bohnen (getrocknet): 17 g

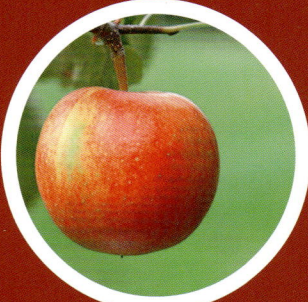

Knackig frisch
Apfel: 2,3 g

* Die Angaben beziehen sich jeweils auf 100 g des Nahrungsmittels.

11

Runder Bauch und dünne Beine? Ab zum Arzt!

NICHT IMMER SIND ZU VIELE KALORIEN SCHULD. Sie sind recht schlank, aber das runde Bäuchlein stört Sie? Und Sie haben das Gefühl, gar nicht mehr zu essen als in schlanken Zeiten? Das kann durchaus sein! Oft liefern die äußeren Zeichen des Körpers einen frühen Hinweis auf einen veränderten Stoffwechsel. Dann ist es gut, sich einmal gründlich untersuchen zu lassen, bevor man eine Diät beginnt. Denn die Zunahme um die Körpermitte kann viele Ursachen haben. Neben Lebensstil und Ernährung kommen auch Erkrankungen und Medikamente infrage.

CHECK VOR DEM START

Überschüssige Pfunde sind immer unwillkommen. Haben sich erst einmal zu viele angesammelt, verändern sie nicht nur unser Aussehen, sondern auch den Stoffwechsel und das Zusammenspiel der Organe – bei dem einen mehr, beim anderen weniger. Die Fettzellen im Bauch zum Beispiel benehmen sich wie kleine Hormonfabriken und können viel durcheinanderbringen. Vor allem aber können sie das Abnehmen enorm erschweren. Es gibt also gute Gründe, beim Hausarzt vorbeizuschauen, bevor Sie Ihre Abnehmpläne realisieren. Der Doktor prüft die Laborwerte und sieht, ob Fett- und Zuckerstoffwechsel in der Balance sind. Auch ein Check der Schilddrüse kann sich lohnen sowie ein Test der Sexualhormone. Denn der Mangel an bestimmten Botenstoffen drosselt die Vitalität, bremst den Energieverbrauch und lässt die Pfunde ohne eigenes Zutun ansteigen.

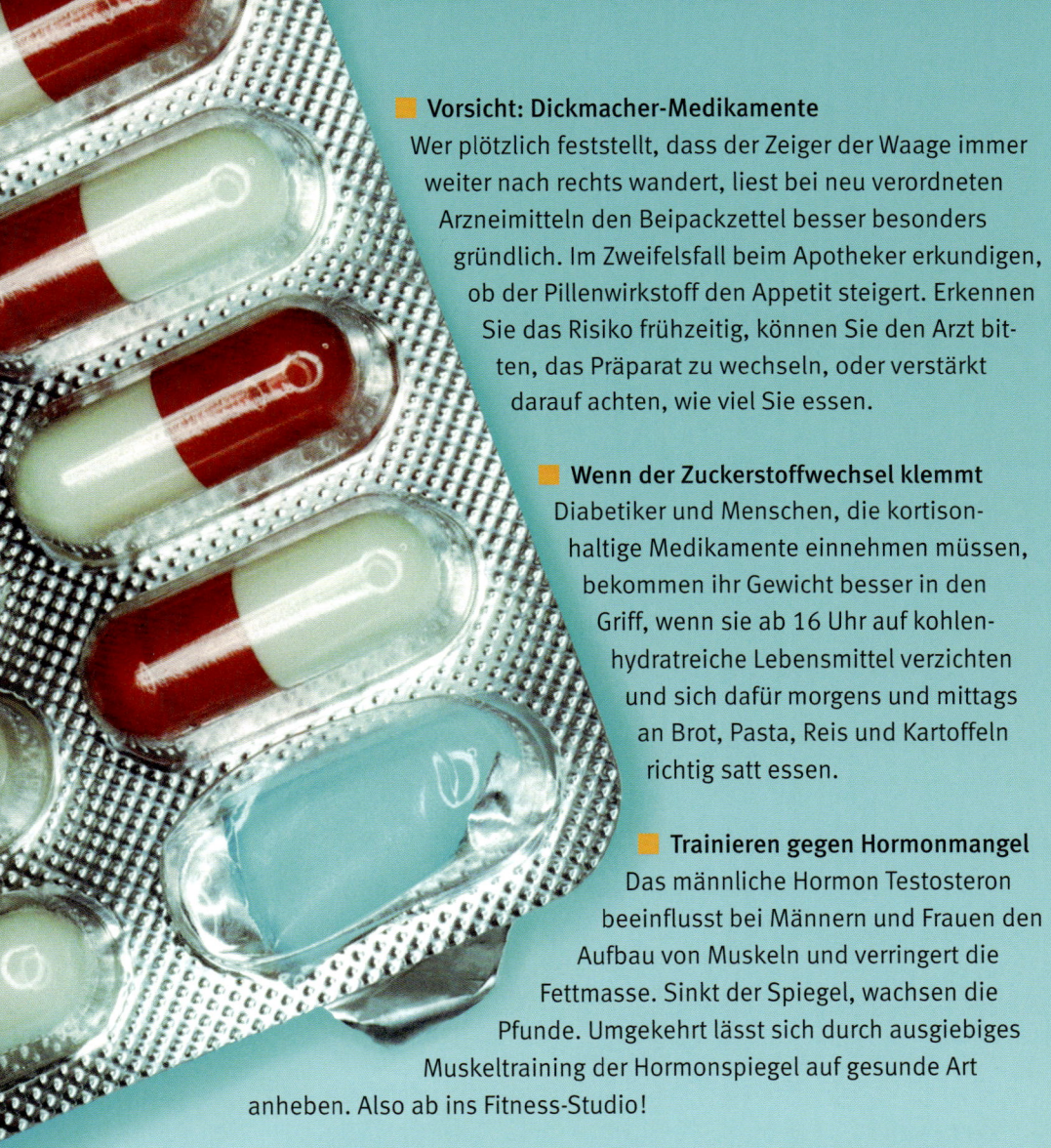

▣ Vorsicht: Dickmacher-Medikamente

Wer plötzlich feststellt, dass der Zeiger der Waage immer weiter nach rechts wandert, liest bei neu verordneten Arzneimitteln den Beipackzettel besser besonders gründlich. Im Zweifelsfall beim Apotheker erkundigen, ob der Pillenwirkstoff den Appetit steigert. Erkennen Sie das Risiko frühzeitig, können Sie den Arzt bitten, das Präparat zu wechseln, oder verstärkt darauf achten, wie viel Sie essen.

▣ Wenn der Zuckerstoffwechsel klemmt

Diabetiker und Menschen, die kortisonhaltige Medikamente einnehmen müssen, bekommen ihr Gewicht besser in den Griff, wenn sie ab 16 Uhr auf kohlenhydratreiche Lebensmittel verzichten und sich dafür morgens und mittags an Brot, Pasta, Reis und Kartoffeln richtig satt essen.

▣ Trainieren gegen Hormonmangel

Das männliche Hormon Testosteron beeinflusst bei Männern und Frauen den Aufbau von Muskeln und verringert die Fettmasse. Sinkt der Spiegel, wachsen die Pfunde. Umgekehrt lässt sich durch ausgiebiges Muskeltraining der Hormonspiegel auf gesunde Art anheben. Also ab ins Fitness-Studio!

▣ Mattigkeit überwinden

Medikamente können müde machen. Dann braucht man viel Willenskraft, um körperlich aktiv zu werden. Am besten holen Sie sich die Motivationshilfe im Freundes- oder Familienkreis. Denn ein Bewegungsprogramm, das Spaß macht, hilft nicht nur beim Abnehmen, sondern auch dabei, schneller wieder gesund zu werden.

12

Weg mit den Vorurteilen, her mit den Turnschuhen

TYPISCHE ÄNGSTE BESIEGEN. Je länger man bewegungsabstinent war, desto größer ist leider meist der »Respekt«, wenn es mit dem Training losgehen soll: Kann ich das überhaupt? Spielt mein Körper mit? Machen sich andere vielleicht über mich lustig? Kann ich mir das Ganze zeitlich erlauben, es mir finanziell überhaupt leisten? Damit diese typischen Fragen und Zweifel nicht zu »Killerargumenten« werden, liefern wir Ihnen hier die passende Gegenargumentation.

WOHLBEFINDEN, NICHT WETTKAMPF

Das heutige Sportverständnis hat nicht mehr viel zu tun mit Konkurrenz- und Leistungsdruck. Im Mittelpunkt steht die Bewegung, die jeder Mensch auf seinem Niveau und mit seinen Mitteln erleben und genießen kann. »Gäbe es keinen Sport, müsste er aus gesundheitlicher Sicht erfunden werden.« Dieses Zitat des weltbekannten Sportmediziners Prof. Wildor Hollmann macht deutlich, dass es im Breitensport in erster Linie um Gesundheit und Wohlbefinden geht. Und davon kann jeder Mensch profitieren – allerdings nur, wenn er seine Zweifel beiseite räumt und aktiv wird.

Kennen Sie Nordic-Walker, die untereinander Wettrennen veranstalten? Oder Mitglieder im Fitness-Studio, die sich gegenseitig mit Watt-Angaben auf Ergometern oder anhand der Anzahl von Gewichtsplatten an Kraftgeräten überbieten wollen? Vermutlich nicht. Es geht Gesundheitssportlern einzig und allein um die für sie passende Bewegungsdosis – und darum, Spaß an der Bewegung zu entwickeln und langfristig zu behalten. Frei von Konkurrenzgedanken und unnötigen Hemmungen, im Kampf mit immer nur einem Gegner: dem inneren Schweinehund.

Die Killerargumente besiegen

■ **Ich bin zu unsportlich:** Erstens muss das nicht stimmen. Zweitens gibt es Sportarten wie Walking, Nordic-Walking oder Radfahren, die jeder schnell lernen und umsetzen kann.

■ **Ich habe Angst, mich zu überfordern:** Machen Sie einen Belastungs-Check beim Arzt. Der wird ohnehin allen Menschen ab 35 Jahren empfohlen. Damit gewinnen Sie die nötige Sicherheit, um unbeschwert trainieren zu können.

■ **Ich möchte nicht, dass man mich belächelt:** Das wird auch keiner tun. Im Gegenteil: Man wird Sie ermutigen und Ihnen freundlich begegnen, wetten? So mancher wird Sie insgeheim bewundern – vor allem, wenn sie oder er bislang selbst die Kurve nicht gekriegt hat.

■ **Ich habe viel zu wenig Zeit:** Sie brauchen weniger, als Sie denken. Einsteiger profitieren bereits bei einem täglichen Bewegungspensum von nur 15 Minuten. Und die passen in jeden Terminkalender.

■ **Ich möchte nicht so viel Geld ausgeben:** Sie müssen ja auch nicht gleich in den teuersten Golfclub eintreten und Sportbekleidung der Edelmarken kaufen. Heute gibt es günstige Angebote in Sportvereinen, Volkshochschulen und zunehmend auch im Fitnessbereich. Das teure Zubehör können Sie sich ja notfalls nach und nach – zum Geburtstag und zu Weihnachten – schenken lassen.

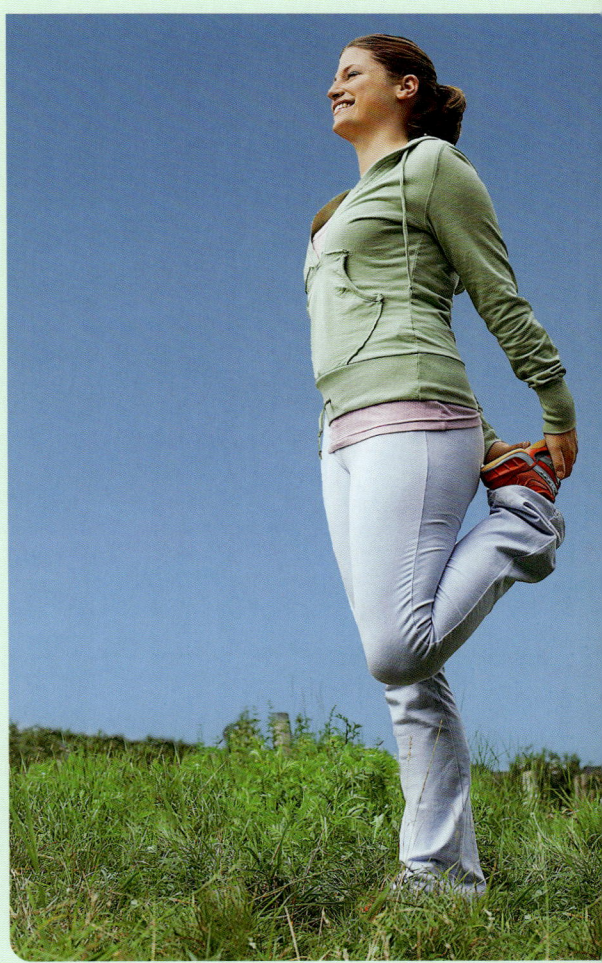

13

Nichts erlauben und nichts verbieten

IST SCHOKOLADE EIN DICKMACHER? Natürlich nicht. Es gibt genügend Fans, die sich täglich ein Stück gönnen und dabei gertenschlank bleiben. Macht viel Eiweiß jeden dünner? Nein, mancher Esstyp bekommt davon nur schlechte Laune. Dickmacher gibt es glücklicherweise nicht, Fatburner aber leider auch nicht. Beim Essen funktioniert keine moralische Regel, es geht nicht um Gut oder Böse. Denn alle Lebensmittel haben Vor- und Nachteile: Es gilt einfach, täglich aufs Neue eine gute Auswahl zu treffen. Wer abnehmen möchte, schafft nur durch Vielfalt ein Spektrum, das alle notwendigen Nährstoffe liefert. Es geht nicht darum, für ein paar Tage mit jeder Kalorie zu geizen, sondern um langfristige Korrekturen im Essverhalten.

DEINEN EIGENEN WEG FINDEN UND LOSLEGEN

Was bei Freunden wirkt, muss Ihnen nicht unbedingt guttun. Und eine Diät, mit der Männer prima zurechtkommen, hilft Frauen oft wenig. Wenn man viel mit dem Auto fährt und am Schreibtisch arbeitet, fällt auch die kleinste Mahlzeit ins Gewicht. Ist man dagegen sportlich und scheut keinen Spurt, um den Bus in letzter Sekunde zu erreichen, dann läuft der Stoffwechsel auf höheren Touren und ein Stück Kuchen zwischendurch schadet kaum. Also überlegen Sie zunächst, woher die eigenen Pfunde stammen. Haben Sie sich erst eingestanden, was Ihnen immer wieder überschüssige Kalorien einträgt, können Sie darangehen, etwas zu verändern. So schaffen Sie den Einstieg in einen gesünderen Lebensstil, der Spaß macht und der Sie von der Last der Pfunde befreit.

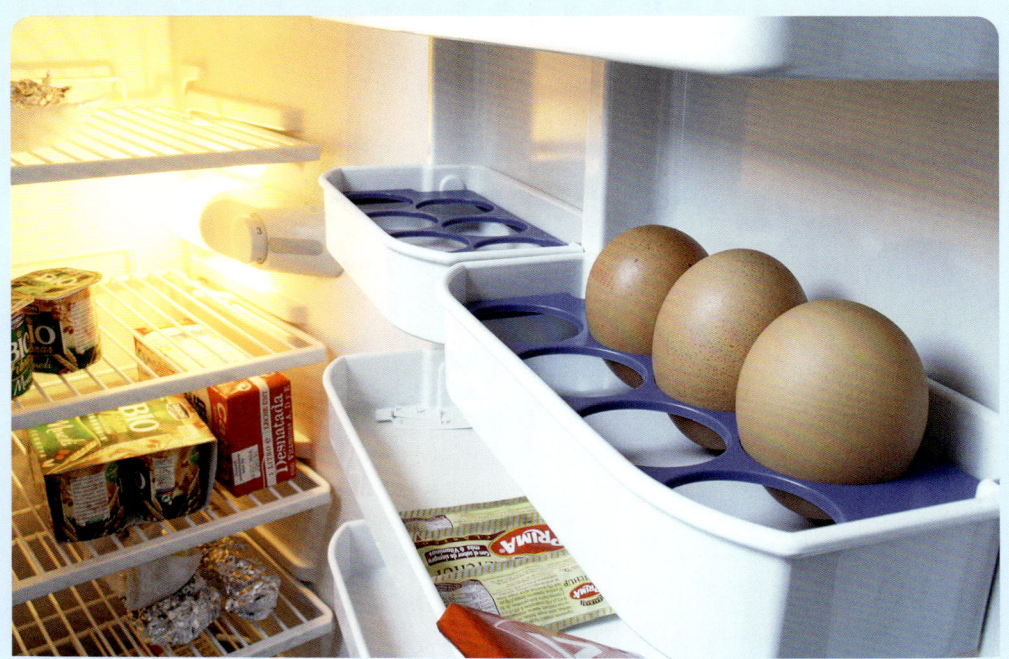

So starten Sie ins schlanke Leben

■ **Realistische Ziele setzen**

... und zwar schriftlich! Vage formulierte Wünsche bleiben auch im Kopf verschwommen. Machen Sie sich in Ruhe klar, was Sie erreichen möchten, und notieren Sie, wie viele Kilos verschwinden sollen, welchen Fitnessgrad Sie erreichen möchten, welche Laborwerte sich verbessern sollen oder in welche Kleidungsstücke Sie wieder hineinpassen wollen. Der Trick: Lieber etwas mehr Zeit einplanen, als Sie denken.

■ **Kühlschrank ausräumen**

Schauen Sie sich all Ihre Vorräte an. Was soll bleiben, was könnte einer gesünderen, kalorienärmeren Version weichen? Was essen Sie wirklich gern und was haben Sie nur gekauft, weil das Wort »Diät« draufstand? Verschenken Sie alles, was Sie vorerst nicht benötigen.

■ **Im Voraus planen**

Überlegen Sie, was in der nächsten Woche täglich auf dem Speiseplan stehen soll. Suchen Sie entsprechende Rezepte heraus (viel Auswahl unter www.schlankheitscode.de) und schreiben Sie auch gleich einen Einkaufszettel.

14

Essfreie Zonen einrichten

DIES IST EINE LÖSUNG FÜR ALLE, die immerzu knabbern, lutschen oder knuspern und überall im Vorübergehen kleine Snacks kauen. Auch wenn jede einzelne Portion noch so winzig sein mag, mit der Zeit lassen die stetigen Häppchen die Fettpolster anwachsen. Da hilft nur eins: Die Versuchung entschärfen und möglichst viele Freiräume schaffen, in denen Essbares nichts zu suchen hat.

VERFÜHRUNG **MACHT DICK**

Früher gab es nur zu bestimmten Zeiten eine Mahlzeit. Auf der Straße zu essen, galt als schlecht erzogen. Heute ermuntert uns die Lebensmittelwerbung, jederzeit und überall zu essen und zu trinken. Caffè Latte zum Mitnehmen? Ein Döner an der Bushaltestelle, ein Eis in der U-Bahn, Schokolade auf dem Sofa und Bonbons im Bett? Sind wir unterwegs, trommeln Hunderte von Werbeangeboten auf uns ein. Und zu Hause? Da liegen leckere Snacks oft einladend in jedem Raum der Wohnung.

Forscher der US-amerikanischen Universitäten Columbia und Berkely fanden in einer Studie an über 1000 Schulen heraus: Liegt bis zu 100 Meter von der Schule entfernt ein Fast-Food-Restaurant, bringen die Kinder mehr Kilos auf die Waage als andere. Denn die Verlockung durch Werbefotos, Brat- und Backgerüche steigert den Appetit. Regierungsstellen in den USA überlegen jetzt, essfreie Zonen im öffentlichen Raum einzurichten und Kettenrestaurants in Bahnhöfen zu verbieten. Denn wenn die Lockrufe zum Essen allgegenwärtig sind, hat kaum jemand die Kraft, überschüssige Kalorien abzulehnen.

> **Fazit:** Wer sich gegen unbewusstes Snacken schützen möchte, stellt – zumindest zu Hause – am besten eigene Regeln auf.

Ab heute hier nicht mehr

■ **Keine Snacks am Arbeitsplatz**
Wer abnehmen möchte, isst besser nicht mehr am Schreibtisch und verbannt alle Vorräte aus Schubladen und Schränken.

■ **Nie mehr essen vor der Glotze**
Computer, Fernseher und Spielekonsole erzeugen extreme Knabberlust. Wer am Bildschirm kalorienfrei bleibt, tut der Figur einen Gefallen.

■ **Keine Krümel im Bett**
Aus den Augen, aus dem Sinn! Verbannen Sie Verführer wie Chips, Kekse oder Bonbons aus dem Schlafzimmer.

■ **Das Auto nicht als Vorratskammer nutzen**
Oft sammeln sich ein paar Tausend Kalorien an Snacks im Handschuhfach und auf dem Rücksitz: Raus damit! Auf längeren Reisen lieber gesunden Proviant einpacken und in der Fahrtpause essen.

15

Cola, Limo und Co. ersetzen

JEDER SCHLUCK MACHT DICK! Trotzdem bieten die Hersteller ihre Softdrinks in immer größeren Flaschen an. Eineinhalb Liter gelten heute schon als gängige Größe im Getränkemarkt. Kaufen soll man davon am besten gleich eine ganze Kiste. Stehen die süßen Getränke erst da, trinkt man sie natürlich auch. Doch wer sich täglich ein paar Gläser genehmigt, nimmt leicht zu, oft ohne genau zu wissen, warum. Denn unser Körper erkennt die flüssigen Kalorien als Sattmacher nicht an. Die einfachste Art abzunehmen ist es deshalb, um Drinks dieser Art einen großen Bogen zu machen.

FLÜSSIGER ZUCKER MACHT DICK

Seit Sprudel, Cola und Limonade zu Fitness-, Wellness- und Energy-Drinks mutiert sind, haben sie sich ein gesundes Image zugelegt. Der hohe Konsum dieser Softdrinks führt jedoch zu Übergewicht. Denn der Mensch ist an das Trinken von purem Wasser angepasst und biologisch nicht darauf vorbereitet, die zusätzliche Kalorienzufuhr aus Getränken durch kleinere Mahlzeiten auszugleichen. Flüssigkeiten fließen schnell durch, aber ihre Kalorien bleiben und verwandeln sich in Körperfett. Das zeigt auch eine große Studie aus den USA, die 80 000 Frauen acht Jahre lang beobachtete: Frauen, die täglich einmal oder mehrfach zu Softdrinks griffen, nahmen im Vergleich zu anderen deutlich an Gewicht zu und erkrankten doppelt so häufig an Diabetes. Es zeigte sich, dass ihr Erkrankungsrisiko tatsächlich auf zuckerhaltige Getränke zurückzuführen war.

> **Übrigens:** Wer Wasser als Getränk zu langweilig findet, muss nicht auf Geschmack verzichten, wie die Rezepte rechts zeigen.

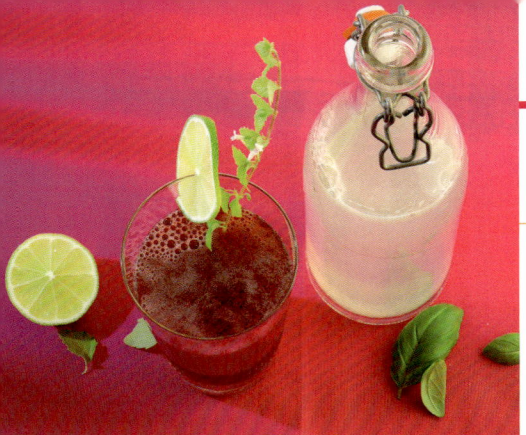

Kirsch-Limo und Ingwer-Basilikum-Drink sind erfrischende Alternativen zu Cola und Co.

Kühlende Kirsch-Limo

1 Glas enthält (ohne Zucker): 0 g E | 0 g F
7 g KH | 0 g BS | 36 kcal | 152 kJ

Zutaten für etwa 10 Gläser à 200 ml

1 Handvoll frische Minzeblätter
0,5 l Kirschsaft
2 Limetten
Zucker oder Süßstoff nach Geschmack
frische Minze zum Garnieren
1,5 l Mineralwasser (nach Geschmack mit oder ohne Kohlensäure)

1 Minzeblätter zwischen den Händen zerdrücken oder grob zerkleinern, mit Kirschsaft übergießen und über Nacht kalt stellen. Die Blätter entfernen.
2 Limetten auspressen und zum Saft geben. Mit wenig Zucker oder flüssigem Süßstoff abschmecken.
3 Gläser nach Geschmack fingerbreit oder zu einem Viertel mit Kirschsaft füllen, dann mit gekühltem Mineralwasser aufgießen. Mit einem Minzezweig servieren.

Ingwer-Basilikum-Drink

1 Glas enthält: 0 g E | 0 g F | 1 g KH
0 g BS | 5 kcal | 21 kJ

Zutaten für etwa 6 Gläser à 200 ml

Ca. 10 Basilikumblätter
1,2 l Wasser
1 Bio-Zitrone
1 Stück frische Ingwerwurzel

1 Die Basilikumblätter mit den Händen zerdrücken und in eine große Kanne geben. Mit dem kalten Wasser übergießen.
2 Zitronen abwaschen und in feine Spalten schneiden, Ingwer schälen und in Scheiben schneiden. Beides in die Kanne geben.
3 Die Mischung kühl stellen und durchziehen lassen, bis sich ein intensives Aroma entwickelt hat. Durch ein Sieb in eine saubere Karaffe oder eine Flasche gießen.

16

Als Hungerstopper Mandeln knabbern

MANDELN ALS SCHLANKMACHER? Ist das wirklich eine gute Idee? Die sind doch viel zu fett und in Diätrezepten längst gestrichen! Oder doch nicht? Studien zeigen, dass Mandeln helfen können, mit einer kalorienreduzierten Diät besser zurechtzukommen. Eine Handvoll ungeschälte Mandelkerne als Tagesration mitnehmen und immer eine knabbern, wenn Sie der Hunger zu sehr plagt. Ein Supertrick für alle, die viel unterwegs sind.

FETT, ABER NÜTZLICH!

Über Jahre hinweg beobachteten Forscher es immer wieder: Menschen, die gern Mandeln und andere Nüsse essen, bleiben oft trotz dieser kalorienträchtigen Angewohnheit schlanker als andere. Wie kommt das? Forscher der US-amerikanischen Purdue University zeigten in einer Studie mit übergewichtigen Frauen, dass Testpersonen die täglich 344 Kalorien in Form von Mandeln zu sich nahmen, insgesamt nur etwa 77 Kalorien pro Tag zusätzlich aßen. Sie hatten also einen Großteil der in den Mandeln enthaltenen

Kalorien, im Schnitt etwa 75 Prozent, automatisch ausgeglichen, weil die ölhaltigen Kerne das Hungergefühl stillten und die Betroffenen sich satt fühlten. Die feste Struktur der Mandeln hindert den Körper zudem daran, das in den Nüssen enthaltene Fett vollständig zu verdauen und aufzunehmen. Ein Rest rutscht einfach durch.

❯ **Fazit:** Mandeln sättigen, liefern unentbehrliche Nährstoffe und senken den Cholesterinspiegel, ohne dass man zunimmt.

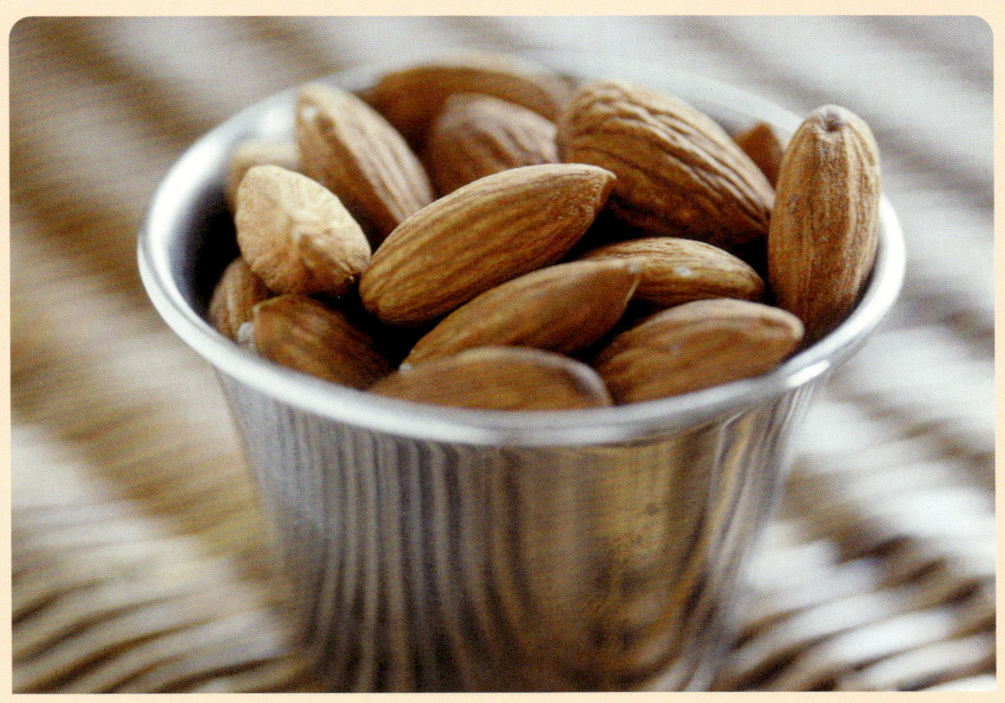

So wird' s gemacht!

■ **Kaufen** Sie ungeschälte Mandelkerne. Auch wenn es etwas teurer ist, nehmen Sie Markenware. Sie schmeckt meist frischer, weil ihre aufwendigere Verpackung Aroma und Nährstoffe schützt.

■ **Probieren** Sie, was Ihnen besser schmeckt – frische Kerne oder geröstete. Zum Rösten die Kerne auf ein Backblech legen und in den auf 175 ° vorgeheizten Backofen schieben. Nach 5 bis 7 Minuten beginnen sie zu duften und sind zart gebräunt.

■ **Besorgen** Sie sich eine kleine Dose, die gerade die richtige Menge fasst, damit Sie Ihre Tagesportion nicht immer wieder abmessen müssen.

■ **Idealportion:** Eine Handvoll Mandeln, das sind etwa 30 Gramm, liefern rund 160 Kalorien. Die Teilnehmer der Studie durften zusätzlich zu ihrer Diät sogar 50 Gramm Mandeln essen. Probieren Sie eine Zeitlang aus, wie viele Mandeln Sie persönlich benötigen, um satt und zufrieden zu bleiben.

Im Wasser effektiv fatburnen

VIELE KALORIEN VERBRAUCHEN UND GLEICHZEITIG DIE GELENKE SCHONEN? Kein Problem: Trainieren Sie im Wasser und entscheiden Sie sich nicht nur für Schwimmen, sondern auch für neue Bewegungsformen wie Aquajogging und Aquafitness. Gerade bei deutlichem Übergewicht bietet sich das Training im Wasser an, um einen problemlosen und effektiven Einstieg ins Fitnessprogramm zu schaffen. Moderne Schwimmbäder offerieren meist eine ganze Palette an geeigneten Aktivitäten. Nutzen Sie das volle Programm und haben Sie Spaß bei der Schwerelosigkeit im Wasser!

NUTZEN SIE DEN AUFTRIEB FÜRS ABNEHMEN

Mit Bewegungen gegen den Wasserwiderstand aktivieren Sie große Muskelgruppen und sorgen so für einen vergleichsweise hohen Kalorienverbrauch. Gemeint sind natürlich nicht das Planschen oder das Entspannen an der Wasseroberfläche, sondern Aktivitäten, die Sie wirklich fordern. Das geht mit Bahnen-Schwimmen, aber auch mit intensiver Wassergymnastik (Aquapower) oder Aquajogging mit Gürtel im tiefen Wasser. Der Kalorienverbrauch ist vergleichbar mit Aktivitäten an Land wie Radfahren, Inlineskating oder Nordic-Walking – und kann bei intensiver Ausübung sogar darüber liegen. Der große Vorteil beim Training im Wasser liegt in der Schonung der Gelenke durch den Wasserwiderstand. Gerade stark Übergewichtige können sich im Wasser gefahrlos eine Basisfitness antrainieren, bevor sie sich an belastendere Sportarten an Land wagen. Generell sehr nützlich im Schwimmbad sind Chlorbrillen zum Schutz der Augen.

Schwimmen

Wenn Sie Brustschwimmen bevorzugen, sollten Sie möglichst mit dem Kopf im Wasser ausatmen. Das schont sowohl die Hals- als auch die Lendenwirbelsäule, weil sie weniger überstreckt also stark gekrümmt werden. Optimal ist Kraulschwimmen. Allerdings ist dabei eine gute Schwimmtechnik Voraussetzung, damit man auch eine halbe Stunde und länger durchhalten kann.

Aquajogging

Bei diesem immer populärer werdenden Fitnesssport tragen Sie einen speziellen Gürtel. Er gibt Ihnen den nötigen Auftrieb, damit Sie sich »joggend« im Wasser voranbewegen können. Aquajogging ist – gerade am Anfang – recht anstrengend. Deshalb steigern Sie das Trainingspensum besser nur allmählich und bauen regelmäßige Pausen ein.

Aquapower

Fast alle modernen Bäder bieten Fitnessgymnastik im Wasser an. Dabei kommen auch Geräte wie Wasserhanteln und Fußmanschetten zum Einsatz. Mit den Bewegungen gegen den Wasserwiderstand aktivieren Sie das Herz-Kreislauf-System sowie den Stoffwechsel und kräftigen alle großen Muskelgruppen.

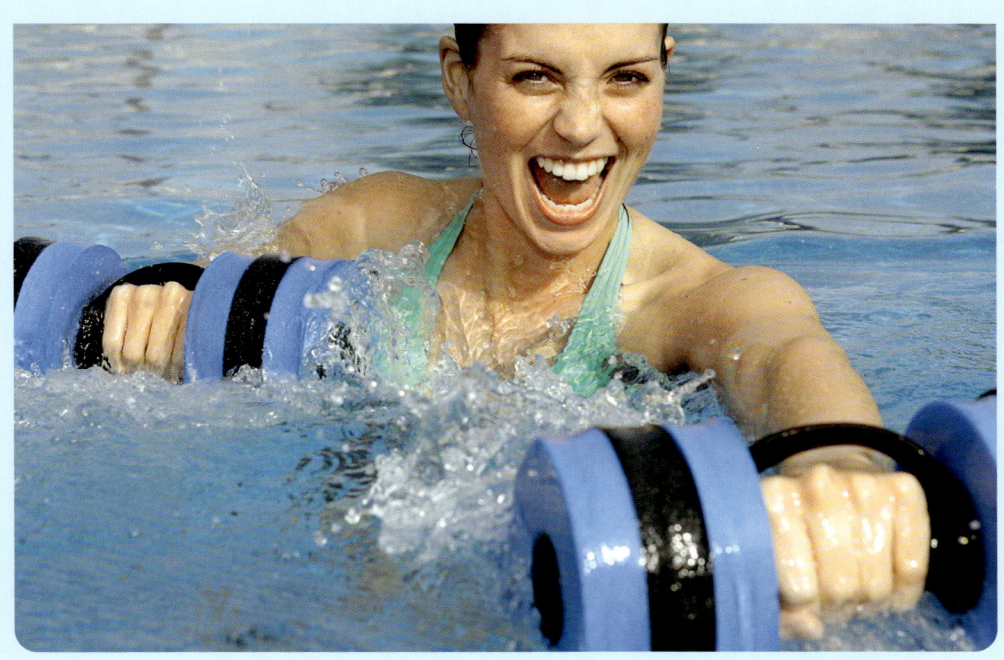

18

Bei Nichtraucherpfunden ganz gelassen bleiben

ES IST GEMEIN UND UNGERECHT, aber nicht zu ändern: Mehr als jeder Zweite, der mit dem Rauchen aufhört, nimmt ein paar Kilo zu. Das Genussgift Nikotin kurbelt nämlich den Stoffwechsel an und bremst gleichzeitig den Appetit. Ohne Zigaretten verbrennt der Körper dann pro Tag rund 15 Prozent weniger Kalorien als vorher und entwickelt auch mehr Appetit. Zum Glück verschwinden die Rundungen, wenn sich der Stoffwechsel wieder ans Nichtrauchen gewöhnt hat – und zwar manchmal fast von selbst, wenn Sie Geduld haben. Stürzen Sie sich also nicht gleich in eine Diät.

AUFHÖREN MACHT SCHLANK!

Das glauben Sie nicht? Es stimmt, denn der Qualm verdirbt die Taille. Raucher besitzen zwar meist einen geringeren Hüftumfang, aber dafür lagert sich bei ihnen mit der Zeit immer mehr Fett um die Körpermitte an. Das fanden Wissenschaftler der Universität Cambridge in Großbritannien heraus. Es zeigte sich, dass der Zuckerstoffwechsel und die Wirkung des Insulins vom Rauchen beeinträchtigt werden. Die unliebsame Folge: Je mehr Zigaretten, desto dicker die Taille. In den ersten Wochen nach dem Rauchentzug nimmt man normalerweise insgesamt noch ein wenig zu, aber wer diese Phase mit etwas mehr Bewegung mutig durchsteht, wird belohnt. Nach einigen Monaten, spätestens nach zwei Jahren, hat sich der Stoffwechsel reguliert. Dann wird das Abnehmen leicht und die überzähligen Pfunde verschwinden wieder – und zwar zuerst die rund um die Taille.

Energieverbrauch wieder erhöhen

Fällt das Nikotin weg, spart der Körper täglich bis zu 300 Kalorien an seiner Grundversorgung ein. Damit das Gewicht erst gar nicht ansteigt, verbrauchen Sie besser einen großen Teil dieser Kalorienmenge im Alltag zusätzlich. Also wo immer es geht, Bewegung einplanen: Beim Einkauf das Auto zu Hause lassen, längere Strecken mit dem Fahrrad zurücklegen, im Garten wühlen und den Dachboden oder Keller aufräumen.

Erst mal abwarten

Sie haben ein bisschen zugelegt? Falls es nicht mehr als drei, vier Kilo geworden sind, machen Sie sich einfach nichts draus. Im Laufe von ein bis zwei Jahren reguliert sich das Gewicht bei vielen Exrauchern wieder, ohne dass sie eingreifen müssen. Geben Sie Ihrem Körper diese Zeitspanne, um den Stoffwechsel an die aktuelle, nikotinfreie Situation anzupassen.

Den Arzt fragen

Sie haben mehr als fünf Kilo Gewicht zugenommen und die Waage zeigt auch nach drei Monaten noch jede Woche ein paar Gramm mehr an? Dann war Ihre Zigarettensucht vermutlich sehr ausgeprägt. Vielleicht können Ihnen Medikamente helfen, mit den Entzugserscheinungen besser zurechtzukommen.

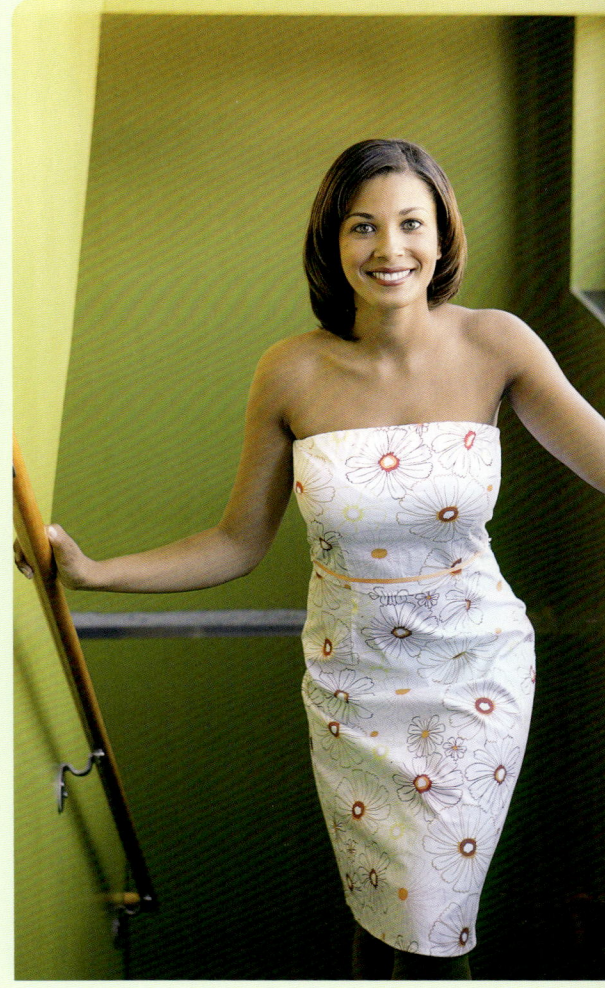

Sich über den Erfolg freuen

Sie haben sich sehr angestrengt, um das Rauchen aufzugeben. Freuen Sie sich darüber und genießen Sie die Vorteile, statt sich über die Nichtraucherpfunde zu sehr zu ärgern. Denn oft ist es der Stress, der dick macht.

Mobil am Arbeitsplatz:
Öfter mal stehen und gehen

DER NORMALE TAGESABLAUF BESTEHT AUS DAUERSITZEN – jedenfalls für die meisten von uns in der modernen Arbeitswelt. Da der Mensch jedoch seit Urzeiten auf Bewegung programmiert ist, ist zu häufiges und zu langes Sitzen Gift – nicht nur für den Stoffwechsel, sondern speziell auch für die Bandscheiben. Unterbrechen Sie also die Sitzmonotonie möglichst oft durch Aufstehen, Gehen und aktive Pausen. Als schlankmachende »Nebenwirkung« ergibt sich zusätzlich ein erhöhter Kalorienverbrauch.

BANDSCHEIBEN BRAUCHEN ABWECHSLUNG

Unsere Bandscheiben leben von der Bewegung. Bei langem Sitzen verlieren sie an Flüssigkeit, Höhe und Geschmeidigkeit. Das beeinträchtigt auf Dauer ihre Pufferfunktion zwischen den Wirbelkörpern und kann unangenehme Rückenbeschwerden hervorrufen. Dabei können Sie diesen Verschleiß ganz leicht vermeiden, wie ergonomische Studien am Arbeitsplatz gezeigt haben: Immer wieder regelmäßige Positionswechsel und bereits kurze Aktivpausen von ein bis zwei Minuten entlasten den Rücken erheblich.

Diese Minipausen gehen auch nicht zulasten der Produktivität, wie mancher Arbeitgeber auf den ersten Blick befürchten könnte. Im Gegenteil: Pausen fördern die Konzentration und kommen damit unter dem Strich der Arbeitsleistung zugute.

> **Fazit:** Wenn Sie regelmäßig unsere Bewegungstipps umsetzen, bleiben Sie konzentriert, halten sich buchstäblich den Rücken frei, steigern den Kalorienverbrauch und tun obendrein noch etwas für Ihre Figur.

Im Stehen telefonieren

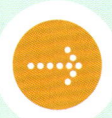

Führen Sie Telefonate zur Abwechslung auch im Stehen. Das wirkt sich oft sogar positiv auf den Gesprächsverlauf aus: Ihre Stimme bekommt mehr Nachdruck und steigert so das Durchsetzungsvermögen.

Kaffeepause an Stehtischen

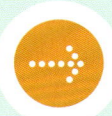

Suchen Sie sich einen geeigneten Platz, an dem Sie Ihren Kaffee – gemeinsam mit Kollegen – im Stehen trinken können. Das regt den Kreislauf an und schafft eine willkommene Abwechslung für die Bandscheiben.

Verdauungsspaziergang in der Mittagspause

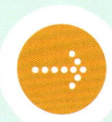

Stehen Sie direkt nach dem Mittagessen auf, und nutzen Sie die verbleibende Zeit für einen Verdauungsspaziergang. Damit unterstützen Sie den Stoffwechsel und verbrauchen zusätzliche Kalorien.

Bonusmeilen durch Erledigungen zu Fuß

Nutzen Sie jede sich bietende Möglichkeit für kurze Walking-Einheiten. Der Weg zum Fax, zu Kollegen im Nebenraum oder Treppensteigen – jeder Schritt verbrennt Kalorien und sorgt für Entlastung des Rückens.

Dehnübungen als Stressausgleich

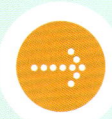

Wenn der Arbeitstag sich dem Ende entgegenneigt, ist es Zeit für ein paar Dehnübungen. Sie lockern Ihre Muskeln und bauen über den Tag aufgebaute Verspannungen ab, bevor sie Schaden anrichten können.

Crosstrainer statt Fahrradergometer

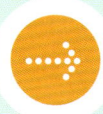

Wer nach der Arbeit im Studio oder zu Hause trainiert, sollte auch hier bewusst einen Kontrast zum Sitzen herstellen. So ist das Training auf einem Crosstrainer oder einem Stepper deutlich effektiver als der Einsatz eines Fahrradergometers.

Damit lästige Pfunde verschwinden: Die richtige Diät auswählen

DURCHHALTEN IST DAS A UND O: Egal, ob Sie lieber Fettkalorien sparen, weniger Kohlenhydrate essen oder mehr Eiweiß – jedes vernünftige Diätkonzept kann Ihnen beim nachhaltigen Abnehmen helfen. Entscheiden Sie sich ganz flexibel für den Weg, den Sie tatsächlich gut durchhalten können: Suchen Sie sich also die Ernährungsweise aus, die am besten zu Ihnen und Ihrem Lebensstil passt. Wichtig ist allein die Entscheidung, so lange dabeizubleiben, bis die überschüssigen Pfunde verschwunden sind.

DIÄTEN HELFEN! ABER WELCHE?

Wirksame Diäten müssen in erster Linie die Kalorienmenge einschränken. Die meisten werben dabei für jeweils einen »Liebling« unter den Nährstoffen und halten entweder mehr Kohlenhydrate und Eiweiß oder weniger Fett für den Schlüssel zum Abnehmen. Was allerdings auf lange Sicht am besten wirkt, fanden Forscher im Auftrag der US-amerikanischen Gesundheitsbehörde heraus. An über 800 übergewichtigen Teilnehmern testeten sie vier unterschiedliche Diätkonzepte über einen Zeitraum von zwei Jahren. Ergebnis: Sowohl die fettreduzierten als auch die kohlenhydrat- und die proteinreichen Programme führten dazu, dass etliche Kilos schwanden und der Bauchumfang geringer wurde. Große Unterschiede zum Diäterfolg fanden die Wissenschaftler nicht.

> **Fazit:** Auf welche Weise man die Kalorien einspart, ist egal. Wichtig dagegen ist, lange genug durchzuhalten.

Die ideale Diät sollte ...

> den eigenen Lebensstil auf Dauer figurfreundlich beeinflussen.

> falls nötig, dabei helfen, Laborwerte (z. B. Blutfette, Blutzucker) zu normalisieren.

> so ausgewogen und angenehm sein, dass sie lange Zeit durchgeführt werden kann.

> zu einer Gewichtsabnahme von etwa einem halben Kilo pro Woche führen.

> alltagstauglich sein und dem individuellen Lebensstil entsprechen.

> wenig Kalorien liefern, aber trotzdem alle Nährstoffe, die der Körper braucht.

> Ernährung, Bewegung und Verhalten in die Balance bringen.

> ein breites Angebot von Lebensmitteln zur Wahl stellen.

> dem eigenen Geschmack und den finanziellen Möglichkeiten entsprechen.

> helfen, das Hungergefühl zwischen den Mahlzeiten zu kontrollieren.

Wieder mehr Eier essen

KEINESWEGS SCHÄDLICH, SONDERN SEHR GESUND: Sie mögen die kleinen ovalen Kraftpakete, weil sie immer zur Hand und schnell gemacht sind. Aber Sie trauen sich nicht, so viele zu essen, wie Sie gern möchten, weil Sie gehört haben, dass zu viele Eier krank machen können? Selbst wenn Sie gerade mit jeder Kalorie knausern: Gönnen Sie sich ruhig eins mehr! Diese fabelhaften Vitaminlieferanten sind ultragesund und im Vergleich zu anderen Proteinquellen wie etwa Fleisch oder Fisch richtig preiswert.

IDEALE UNTERSTÜTZUNG BEIM ABNEHMEN

Uns Konsumenten die Eier zu vermiesen, gehört zu den größten Flops, die sich die internationale Wissenschaft jemals geleistet hat. Millionen von Menschen verzichteten weltweit zähneknirschend auf die angeblich herzschädigenden Cholesterinbomben. Dabei hatten die Experten versäumt, herauszufinden, was mit dem Cholesterin im Körper wirklich passiert.

Jetzt wissen wir es besser: Eier schützen Herz und Gefäße und helfen sogar beim Abnehmen. Im Vergleich zu anderen zeigten Eieresser in einer Studie der Louisiana State University bei gleicher Kalorienmenge den größeren Verlust an Kilos.

Der Grund: Hühnereier erhöhen den Adiponectin-Level. Zusammen mit anderen Botenstoffen reguliert dieses Hormon unser Hungergefühl und verstärkt die Wirkung des Insulins an den Fettzellen.

Doch das ist noch längst nicht alles: Das Ei repariert sogar Zellschäden, die durchs Übergewicht entstehen. Ein tolles Lebensmittel!

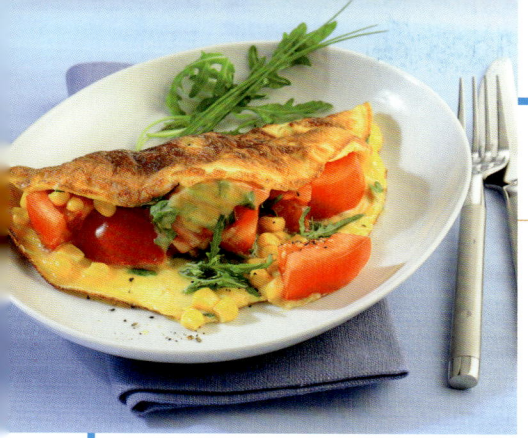

Ein Omelett ist immer richtig, es schmeckt morgens, mittags und abends.

Kräuter-Omelett mit Tomaten

1 Portion enthält:
22 g E | 16 g F | 9 g KH | 4,5 g BS
277 kcal | 1165 kJ

Zutaten für 1 Portion

1 Fleischtomate (ca. 120 g)
½ Bund Schnittlauch
1 kleine Handvoll Rucolablätter
2 Eier
½ EL fettarmes Sojamehl
(Reformhaus)
3 EL fettarme Milch (1,5 %)
Salz, Pfeffer
½ TL Rapsöl
1 EL Mais aus der Dose

1   Tomaten waschen und grob würfeln, Schnittlauch in Röllchen und Rucola klein schneiden.
2   Eier mit Sojamehl und Milch verquirlen, mit Salz und Pfeffer würzen.
3   Eine Pfanne mit dem Öl ausstreichen und erhitzen. Die Omelettmischung hineingießen und mit den Kräutern bestreuen. Zwei bis drei Minuten garen, bis nur noch die Oberfläche leicht flüssig ist. Tomaten und Mais auf eine Hälfte des Omeletts legen und die andere Hälfte überklappen. Weitere zwei Minuten bei milder Hitze garen.

DAZU SCHMECKT: Eine Scheibe Roggenmischbrot kräftig toasten, hauchdünn in Streifen schneiden und mitservieren.

22

Muskeln aufbauen, statt verlieren

DIE MUSKULATUR IST DER ORT DER FETTVERBRENNUNG. Je besser Ihre Muskeln entwickelt sind und je häufiger sie gefordert werden, desto besser klappt auch die Fettverbrennung. Was von vielen oft vergessen wird, ist die Tatsache, dass Frauen ab 30 in jeder Lebensdekade etwa zehn Prozent, Männer etwa fünf Prozent ihrer Muskelmasse verlieren. Mit muskelaufbauenden Übungen kann man diesem Verlust unserer »Fettverbrennungsmotoren« gezielt entgegenwirken. Lassen Sie also Ihre Muskeln für Ihre Figur arbeiten.

DEN GRUNDUMSATZ SO HOCH WIE MÖGLICH HALTEN

Die Rechnung ist relativ einfach: 1 kg Muskelgewebe verbraucht – allein durch seine Anwesenheit – täglich etwa 30 kcal an Energie. Wer wie jeder Durchschnittsbürger zwischen dem 30. und 40. Lebensjahr 3–4 kg an Muskelmasse verliert, reduziert damit seinen Grundumsatz um 100 kcal pro Tag und hochgerechnet auf ein Jahr um etwa 36 500 kcal. Bei unveränderter Energiezufuhr besteht also ein entsprechender Kalorienüberschuss, der einer Masse von gut und gerne 5 kg Fett entspricht (36 500 kcal/7 000 kcal). Aus diesem altersbedingten Verlust an Muskelsubstanz erklärt

sich auch, weshalb Menschen über die Jahre ganz allmählich zunehmen, ohne anders zu essen als früher.

> **Die gute Nachricht:** Die Rechnung gilt auch in umgekehrter Richtung. Wer es schafft, diesen Abbau zu reduzieren, zu stoppen oder sogar noch zusätzliche Muskelmasse aufzubauen, hat es in Sachen Gewichtskontrolle sehr viel einfacher als inaktive Menschen. Jeder Mensch hat es selbst in der Hand – und zwar zu jeder Zeit: Unsere Muskulatur ist nämlich gut trainierbar bis ins hohe Alter.

Effektiver Muskelaufbau auf einen Blick

> Trainieren Sie in erster Linie große Muskelgruppen wie die Bein-, Hüft-, Rumpf- und Schultergürtelmuskulatur. Kleine Muskelgruppen wie der Bizeps am Oberarm bringen für den Energieumsatz – und damit für die Schlankheit – wenig.

> Fordern Sie die Muskeln so, dass sie nach etwa 10–15 Übungswiederholungen ermüdet sind. Wer trainiert ist, sollte den Schwierigkeitsgrad so steigern, dass die Ermüdung bereits nach 8–12 Wiederholungen eintritt. 2 bis 3 Durchgänge pro Übung reichen aus.

> In Sachen Muskelaufbau gilt: Lieber kürzer und intensiver trainieren als länger und weniger anstrengend.

> 2 bis 3 intensive Workouts pro Woche reichen aus.

■ **Thera-Band:** Das kostengünstige Latexband gibt es in unterschiedlichen Stärken. Damit können Sie alle großen Muskelgruppen trainieren. Perfekt für den Einstieg und auf Reisen.

■ **Gymstick:** Der Glasfaserstab mit den beiden Tubes bietet im Vergleich zum Theraband besseren Trainingskomfort und auch einen deutlich höheren Widerstand. Ideal vor allem für das Oberkörpertraining.

■ **Pezziball:** Das effektivste Gerät für das Training der Rücken- und Bauchmuskulatur. Mit dem Ball als instabile Unterlage werden alle Übungen viel intensiver.

■ **Balance Board:** Die Wackelbretter bringen mehr Stabilität in die Beinmuskeln. Da parallel auch das Gleichgewicht trainiert wird, ergibt sich auch ein hocheffektives Vorsorgetraining gegen Stürze (ganz wichtig bei Osteoporose!).

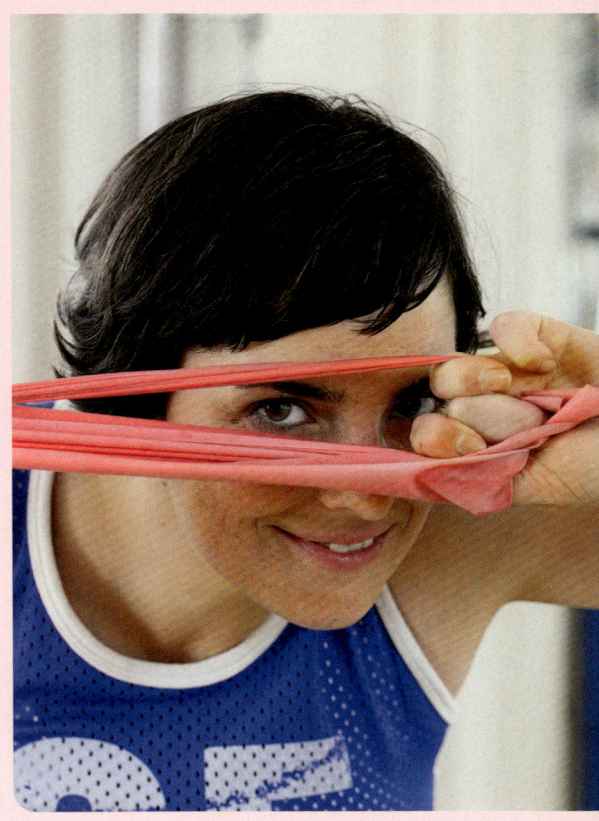

23

Einen Coach suchen

DAS SCHÖNSTE GESCHENK, das ein Mensch einem anderen machen kann, ist seine Gegenwart. Suchen Sie sich also jemanden, der Sie auf dem Weg zum Wohlfühlgewicht begleitet und hilft, Hindernisse zu überwinden oder – falls nötig – Gewohnheiten und Sichtweisen zu verändern. Selbst wenn es nur kleine Hürden sind, die Ihnen beim Abnehmen im Weg stehen, allein quält man sich oft allzu sehr damit. Dagegen hilft ein vertrauensvolles Gespräch meist, Probleme schrumpfen oder gar ganz verschwinden zu lassen.

HELFER AUF DEM WEG ZUR IDEALFIGUR

Ein Begleiter, der den Glauben an uns selbst unterstützt, ist oft entscheidend für das Gelingen – vor allem wenn das Projekt Abnehmen auf einen längeren Zeitraum angelegt ist. Enge Freunde oder Familienmitglieder stehen uns oft zu nahe, um einen objektiven Blick zu bewahren. Ein unbeteiligter »neutraler« Unterstützer erfüllt diese Rolle meist besser. Er muss auch keineswegs ein Experte sein. Es reicht, wenn er sich die Ziele des Abnehmkandidaten selbstlos zu eigen macht, seine Erfolge mitfeiert und ihn motiviert, durchzuhalten, wenn es einmal schwierig wird. Nette Menschen, denen man diese Bitte um Hilfe anträgt, werden sich durch das Vertrauen geehrt fühlen und gern zusagen. Denn der Job des Diät-Begleiters ist nicht sehr zeitraubend.

Der ideale Beistand …

> schätzt Sie als Mensch und begegnet Ihnen auf gleicher Höhe,
> besitzt ein ehrliches Interesse an Ihnen und Ihren Figurproblemen,
> will Sie nicht beschämen oder bevormunden,
> liefert Ihnen Anregungen und unterstützt Sie,
> hält es aus, wenn Sie schlechte Laune oder Angst bekommen.

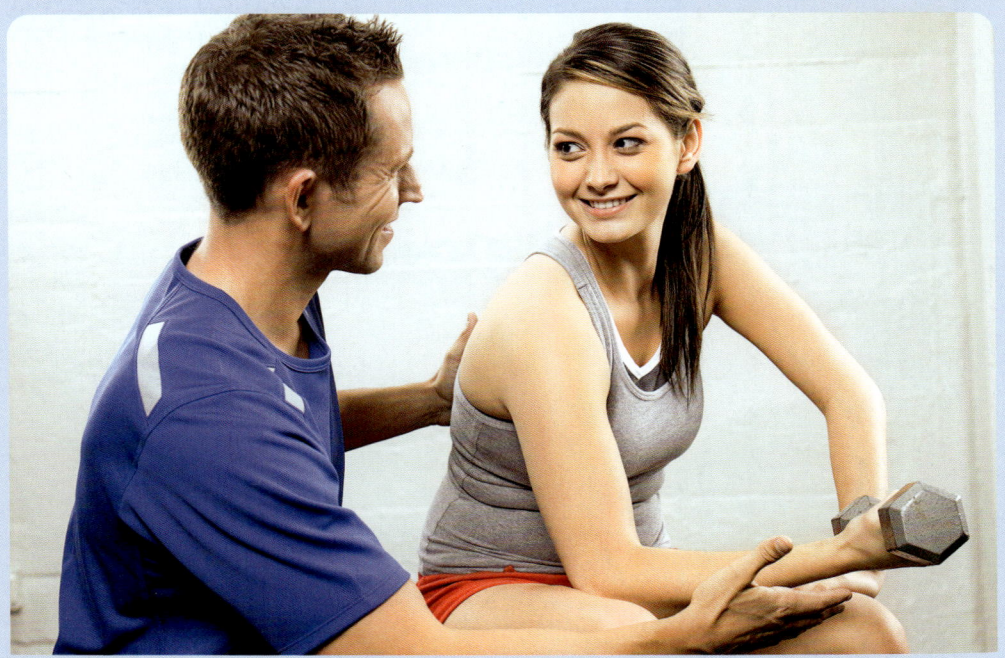

So klappt's mit dem Coaching

■ Vereinbahren Sie einmal pro Woche ein ausführliches Gespräch, entweder persönlich oder am Telefon. Günstig sind feste Termine wie etwa sonntags um 12 Uhr oder Dienstag früh um 9 Uhr. Je nachdem, wann der Coach sich die Zeit nehmen möchte.

■ Oder Sie verabreden sich täglich zu einer bestimmten Zeit zu einem 5-Minuten-Austausch, bei dem nur ganz kurz abgehakt wird, wie der Tag zuvor gelaufen ist. Ein ausführliches Treffen gibt es dann bei Bedarf.

■ Noch einfacher für Leute mit wenig Zeit: die tägliche E-Mail oder SMS. Solche Kurznachrichten sind ideal, wenn man Verhaltensänderungen durchsetzen und absichern möchte.
Also etwa: »Glotze aus beim Essen?« – »Gestern geschafft.«
»Zu Fuß ins Büro gegangen?« – »Klar, sogar heimgelaufen.«
»Einkaufszettel geschrieben und dran gehalten?« – »Trotzdem Schokolade gekauft, seufz.« – »Naja, iss sie eben langsam.«
Und ganz nebenbei entsteht ein Kurztagebuch Ihres Abnehmerfolgs.

Illustrierte für eine Weile verbannen

FALSCHE VORBILDER: Sie schauen gern in Glamour- und Frauen-magazinen die Fotos von Stars und Models an? Klar, das ist unterhaltsam und entspannend. Aber dann denken Sie: »Ja, so müsste ich auch aussehen.« Sie hadern mit Ihrem Körper und scheuen den Blick in den Spiegel, weil Sie glauben, Ihre Rundungen machen Sie unattraktiv? Lassen Sie sich von der Pop- und Filmwelt nicht zu sehr beeindrucken! Verdrängen Sie die Welt der Stars und Sternchen für eine Weile aus Ihrem Leben, dann wird das Abnehmen leichter.

DÜNN ALLEIN MACHT NICHT GLÜCKLICH

Kaum eine Frau ist mit ihrem Körper ganz zufrieden – auch die Schlanken nicht. Kein Wunder, denn wir orientieren uns oft an rappeldürren Starlets und perfekt geschminkten Mannequins, deren Fotos sogar noch aufwendig retuschiert wurden. Die Storys der bunten Magazine vermitteln uns damit ein Idealbild junger Frauen, das es in der Realität nicht gibt.

Auf Fotos wirken Stars und Models perfekt und strahlend glücklich. Doch in ihrem Inneren sieht es meist anders aus. Das fanden Forscher von der Universität Texas in Austin heraus. Sie hatten 91 Models und zum Vergleich ebenso viele Durchschnittsbürger zwischen 18 und 35 Jahren befragt. Ergebnis: Die Ultraschönen sind nicht glücklicher als andere Menschen. In den Bereichen Zufriedenheit, Glück und körperliche Gesundheit schnitten sie sogar schlechter ab als Durchschnittstypen. Es gibt also wenig Grund, sich mit ihnen zu vergleichen und ihnen nachzueifern. Im Gegenteil: Wer an seinem eigenen Körper allzu sehr herummäkelt, verliert an Selbstbewusstsein und verfällt leichter auf Extremdiäten oder Wunderpillen.

Das macht wirklich schön!

Genauer hinschauen

Halten Sie innere Distanz zu den Medienschönheiten, und erinnern Sie sich daran, dass ganze Teams von Make-up-Spezialisten und die Retuschen der Fotokünstler gebraucht werden, um diese irrealen Schönheiten zu erzeugen.

Mein Körper ist okay

Hören Sie auf, sich ständig zu kritisieren. Starten Sie ab sofort eine liebevolle Beziehung zu sich selbst und zum eigenen Aussehen, und verschieben Sie nichts mehr, weil Sie auf das »perfekte« Gewicht warten wollen. Dafür ist doch das Leben viel zu kurz.

Gesünder essen!

Auch wenn es langweilig klingt, drehen Sie an den kleinen »Stellschrauben« Ihrer Essgewohnheiten, dann schwinden die Pfunde mit der Zeit garantiert – langsam, aber sicher.

Kommen Sie in Schwung!

Bewegung schenkt Ihnen ein gutes Körpergefühl, jede Trainingsstunde steigert Ihr Selbstbewusstsein. So fühlen Sie sich im eigenen Körper bald wieder wohl. Und ganz nebenbei schmelzen die Pfunde.

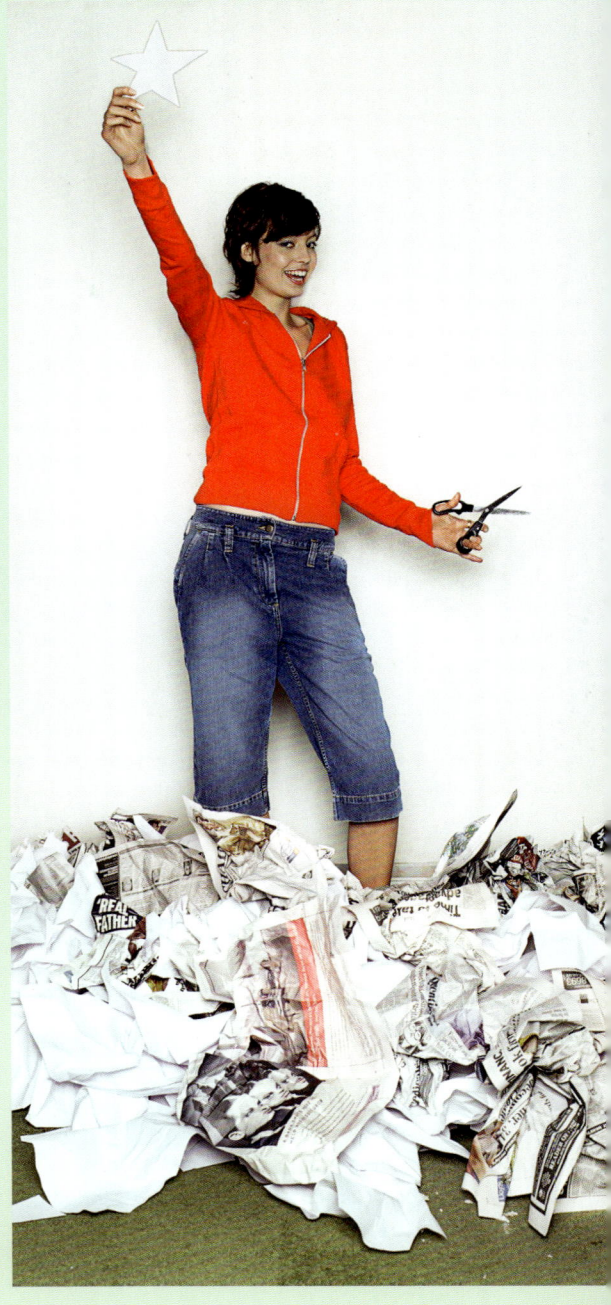

25

Lustvoll trinken: Lieber grünen Tee als roten Wein

TRINKEN FÜR DIE FIGUR. Beide Getränke, Tee und Wein, gehören zu den beliebtesten Genussmitteln der Welt und liefern nützliche Inhaltstoffe. Aber wenn es ums Abnehmen geht, dann schlägt der Tee den Wein um Längen. Denn Alkohol macht dick, und außerdem untergräbt er Ihre guten Vorsätze. Grüner Tee dagegen ist nicht nur völlig kalorienfrei, sondern unterstützt Sie auch direkt beim Abnehmen. Machen Sie es wie die Chinesen und trinken den grünen Tee zum Essen.

LANGFRISTIG ZÄHLT JEDE KALORIE

Wer seinen runden Bauch schnell und einfach loswerden möchte, tut gut daran, sich ein Päckchen grünen Tee zu besorgen und täglich ein paar Tässchen aufzubrühen. Studien aus aller Welt zeigen inzwischen, dass dieses kalorienfreie Getränk auf Dauer zwei weitere Vorzüge mit sich bringt:

> Zum einen hemmt die aromatische Flüssigkeit den Appetit.
> Zum anderen verursacht sie eine kleine, aber deutliche Zunahme des Energieumsatzes, nämlich um rund vier Prozent.

Das mag gering erscheinen, aber was sich Tag für Tag wiederholt, summiert sich am Ende. Unter dem Einfluss des Tees schrumpft übrigens das Bauchfett zuerst.

Wein bewirkt leider das Gegenteil: Das Gehirn nutzt statt der üblichen Glukose ein Abbauprodukt des Alkohols zur Energiegewinnung. Dabei schlagen sich die eingesparten Kalorien ausgerechnet um die Leibesmitte nieder und machen sich damit besonders unangenehm bemerkbar.

So kommen Sie auf den Geschmack!

Guter Grüntee schmeckt erfrischend, je nach Sorte fruchtig oder blumig, zart süß und zugleich leicht herb. Da er nicht fermentiert wurde wie Schwarztee, muss er anders zubereitet werden. So kitzeln Sie seine feinsten Aromen heraus:

> Für einen Liter Wasser von chinesischem Tee etwa 10 bis 12 Gramm nehmen, von japanischem etwa 10 bis 20 Gramm.

> Den Tee nie mit sprudelnd kochendem Wasser aufgießen. Lassen Sie das Wasser kurze Zeit zum Abkühlen stehen. Für 80° etwa 5 Minuten, für 60° etwas länger.

> Nach dem Aufgießen zarte Tees 1½ Minuten ziehen lassen, kräftige 2 bis 3 Minuten.

> Die Teeblätter nicht wegwerfen, sondern mehrfach wieder aufbrühen. Probieren Sie aus, wie Sie den besten Geschmack erzielen. Den zweiten und dritten Aufguss jeweils eine halbe Minute kürzer ziehen lassen, den vierten und fünften Aufguss eine halbe Minute länger.

> Den Tee nicht nur in eine vorgewärmte Kanne füllen, sondern auch in vorgewärmte Tassen gießen. Da er nicht so heiß aufgegossen wird die Schwarztee, hält er dann besser die Temperatur.

Ein Kalorienbudget für die Figur festlegen

WISSEN SIE, WIE VIEL SIE ESSEN DÜRFEN, ohne an Gewicht zuzulegen? Nein? Kein Wunder: Denn der Energiebedarf ist von Mensch zu Mensch verschieden. Ganz genau können ihn nur Experten mit Hightech-Aufwand messen. Aber für unseren Alltag reicht die einfache Kalkulation, wie viele Kalorien wir verbrennen.

ZUNÄCHST DEN BEDARF PRÜFEN, DANN KALORIEN SPAREN

Neue Studien zeigen, dass der Energieumsatz nicht so sehr vom Gewicht abhängt, sondern von dem Teil an Körpergewebe, der aktiv Kalorien verbrennt, also von Muskeln und Organen, und durch Faktoren wie Geschlecht, Alter und Gesundheitszustand beeinflusst wird. Menschen mit einem hohen Muskelanteil haben einen höheren Kalorienverbrauch als solche mit einem hohen Fettanteil. Denn die Fettpolster verbrauchen kaum Energie.

Zum Abnehmen sollten Sie mit einem Minus an Kalorien starten. Ein Rechenbeispiel: Wer auf der Seite rechts für sich einen Bedarf von 2100 Kalorien errechnet hat und 500 Kalorien abzieht, bekommt ein Tagesbudget von 1600 Kalorien. Bei dieser Grobkalkulation kommt es auf 10 Kalorien mehr oder weniger nicht an. Unsere Testperson könnte also morgens, mittags und abends je eine 400-Kalorien-Mahlzeit einplanen und sich zusätzlich 400 Kalorien in Form von Zwischenmahlzeiten gönnen.

Gehen Sie einmal pro Woche auf die Waage. Notieren Sie mit Datum, was Sie wiegen. Sollten Sie auf Dauer mehr als ein Pfund pro Woche abnehmen, essen Sie zu wenig und sollten das Budget erhöhen. Haben Sie weniger als ein Pfund abgenommen, müssen Sie zusätzliche Kalorien einsparen – oder etwas mehr Geduld aufbringen.

Typ 1 Stillsitzer
Ausgesprochen bewegungsarm, z. B.
Menschen, die viel liegen oder sitzen
und kaum aus dem Haus kommen
29 Kalorien pro Kilo Körpergewicht

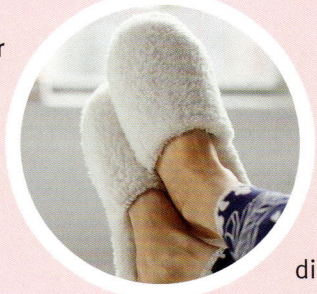

Typ 2 Durchschnittsfaultier
Normal bewegungsarm – wie
die meisten von uns, die vor
allem mit Hausarbeit oder Büro-
tätigkeiten beschäftigt sind
31 Kalorien pro Kilo
Körpergewicht

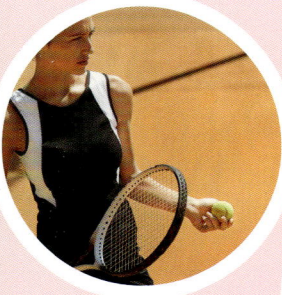

Wie viele Kalorien brauche ich?

Rechnen Sie es einfach aus: Wer
als »Durchschnittsfaultier« 60 Kilo
wiegt, rechnet 31 mal 60 gleich
1860. Das ist der Kalorienbedarf.
Wer abnehmen will, zieht
200 bis 500 Kalorien ab.

**Typ 5 Leistungs-
sportler oder
Schwerarbeiter**
Tägliches Training in
einer anspruchsvollen
Sportart oder schwere
körperliche Belastung
**39 und mehr
Kalorien** pro Kilo
Körpergewicht

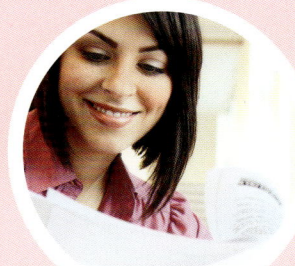

**Typ 3 Wochenend-
Aktivist**
Engagiert sich
körperlich nur
am Wochen-
ende, z. B. durch
Gartenarbeit oder
Freizeitsport
33 Kalorien pro Kilo
Körpergewicht

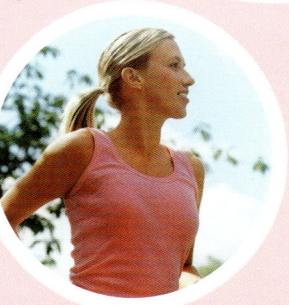

Typ 4 Engagierter Freizeitsportler
Mindestens dreimal die Woche kräftige
körperliche Aktivität, z. B. Sporttraining
37 Kalorien pro Kilo Körpergewicht

Im »richtigen« Fitness-Studio motiviert trainieren

ERST PRÜFEN, DANN ANMELDEN: In Deutschland gibt es annähernd 6000 Fitness-Studios mit etwa 6 Millionen Mitgliedern. Trotz der vielen Studios – oder vielleicht gerade deswegen – findet längst nicht jeder einen Zugang. Zu unüberschaubar ist für viele das Angebot. Nicht selten kommen auch negative Vorerfahrungen oder Vorurteile hinzu. Dabei gibt es heutzutage jede Menge gute Studios. Wir helfen Ihnen mit unserer Checkliste dabei, das für Sie passende Studio zu finden.

DIE VORTEILE GUTER FITNESS-STUDIOS

Wer Mitglied eines Studios ist, hat auf jeden Fall eine Anlaufstelle in Sachen Fitness. Mit dem entrichteten Beitrag erhöht sich zudem die Verbindlichkeit, auch tatsächlich etwas Sportliches für die Figur und die körperliche Belastbarkeit zu tun. Dennoch gibt es unter den Studiomitgliedern jede Menge »Karteileichen« oder – vornehmer ausgedrückt – »Passivmitglieder«. Wie kann das sein?

Auf der einen Seite regiert hier vielleicht nach wie vor der innere Schweinehund. Auf der anderen Seite gibt es eine Reihe spezifischer Gründe, die manchen vom Besuch des Studios abhalten. Wie die Erfahrungen zeigen, hat dies eine Menge mit Bequemlichkeit zu tun: Sind die Fahrzeiten zu lang, sinkt bereits deutlich die Wahrscheinlichkeit, dass man länger bei der Stange bleibt. Ganz wichtig ist natürlich auch, dass man sich wohlfühlt, dass man kompetent betreut wird und das Angebot insgesamt den Erwartungen entspricht. Ein Probetraining hilft, das alles auszuprobieren, und wird von jedem guten Studio angeboten.

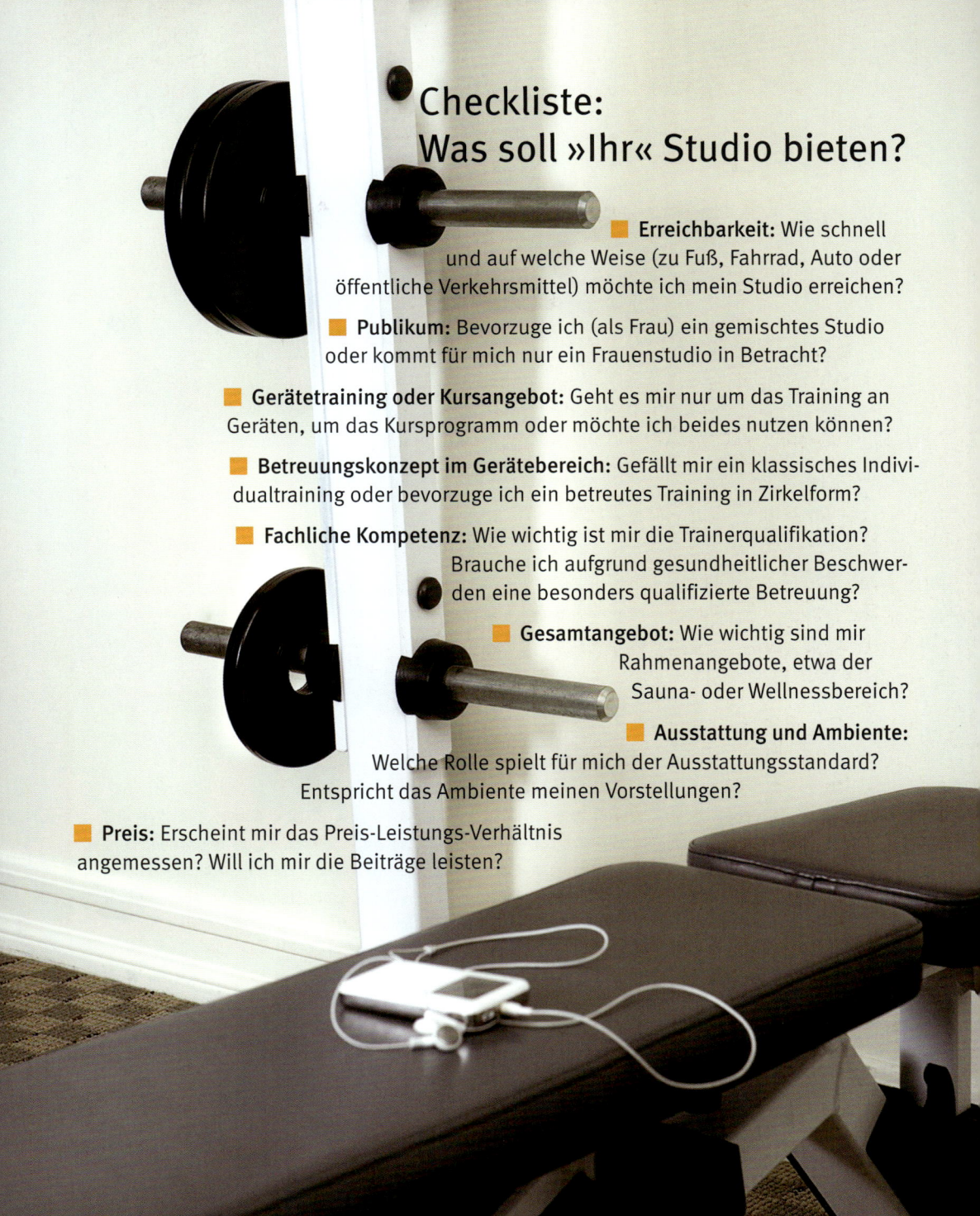

Checkliste:
Was soll »Ihr« Studio bieten?

Erreichbarkeit: Wie schnell und auf welche Weise (zu Fuß, Fahrrad, Auto oder öffentliche Verkehrsmittel) möchte ich mein Studio erreichen?

Publikum: Bevorzuge ich (als Frau) ein gemischtes Studio oder kommt für mich nur ein Frauenstudio in Betracht?

Gerätetraining oder Kursangebot: Geht es mir nur um das Training an Geräten, um das Kursprogramm oder möchte ich beides nutzen können?

Betreuungskonzept im Gerätebereich: Gefällt mir ein klassisches Individualtraining oder bevorzuge ich ein betreutes Training in Zirkelform?

Fachliche Kompetenz: Wie wichtig ist mir die Trainerqualifikation? Brauche ich aufgrund gesundheitlicher Beschwerden eine besonders qualifizierte Betreuung?

Gesamtangebot: Wie wichtig sind mir Rahmenangebote, etwa der Sauna- oder Wellnessbereich?

Ausstattung und Ambiente: Welche Rolle spielt für mich der Ausstattungsstandard? Entspricht das Ambiente meinen Vorstellungen?

Preis: Erscheint mir das Preis-Leistungs-Verhältnis angemessen? Will ich mir die Beiträge leisten?

Mehr Suppen essen

SCHNELL UND DELIKAT: Nach einem langen Tag wollen Sie relaxen und – ohne Aufwand – eine leckere Kleinigkeit essen. Butterbrot allein ist dann langweilig. Dagegen befriedigt eine schnell gekochte Suppe feinste Zungen, und eine würzige klare Brühe stillt den ersten Hunger. Außerdem kann man sich beim langsamen, genüsslichen Löffeln entspannen und wird sensibler für die »Ich-bin-satt-Meldung« des Magens.

SUPPENFANS SIND SCHNELLER SATT

Warum man durch ein Süppchen vorweg Kalorien sparen kann, haben französische und US-amerikanische Experten auf dem Gebiet der »Sättigung« untersucht. Sie fanden eine Fülle unterschiedlicher Reize im Mund-, Magen- und Darmbereich. Der Magen wird durch das Volumen der heißen Suppe deutlich ausgedehnt und hält den Inhalt eine ganze Weile zurück. Je langsamer der Magen sich entleert, desto länger fühlen wir uns gesättigt. Das liegt an Stretch- oder Dehnungsfühlern im Magen. Sie beeinflussen die Konzentration des Appetitmacherhormons Ghrelin. Steigt es an, löst das Gehirn den Appetit aus. Ist der Magen voll, wird wenig Ghrelin produziert.

Studien zeigten, dass eine Suppe mit Gemüsestücken länger sättigt als die gleiche Menge gekochtes Gemüse mit einem Glas Wasser oder dasselbe Gemüse als passierte Suppe. Die Kalorienmenge ist zwar jedes Mal identisch, aber der sättigende Effekt nicht. Warum das so ist? Die gröberen Gemüsestücke dehnen den Magen mehr, und die mineralstoffreiche Brühe verzögert die Entleerung des Magens.

❯ **Fazit:** Isst man so eine Gemüsesuppe zum Beispiel als Vorspeise, vermindert sich die durchschnittliche Kalorienaufnahme während der folgenden Mahlzeit.

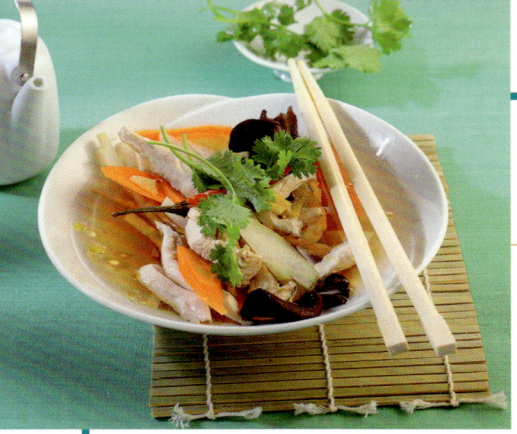

*Knackiges Gemüse und eine gute Brühe –
im Nullkommanichts steht ein köstlich-bunter
Sattmacher auf dem Tisch.*

Asiasuppe
mit Hähnchenbrust

> **1 Portion enthält:**
> 26 g E | 2 g F | 13 g KH | 8 g BS
> 182 kcal | 760 kJ

Zutaten für 2 Portionen

5 g getrocknete Mu-Err-Pilze
1,5 l Gemüse- oder Fleischbrühe
650 g gemischtes Gemüse
150 g Hähnchenbrust
1 kleines Stück frische Ingwerwurzel
½ getrocknete Chilischote
1–2 EL Zitronensaft
2–3 EL Sojasoße
etwas Koriandergrün

1 Pilze zehn Minuten in der kalten Brühe einweichen. Inzwischen das Gemüse putzen und in mundgerechte, aber nicht zu kleine Stücke schneiden. Hähnchenbrust in schmale Streifen schneiden. Ingwer schälen und in hauchdünne Scheiben schneiden.
2 Ingwer, Gemüsestücke, Fleisch und Chilischote in die Brühe geben und darin fünf bis acht Minuten garen.
3 Die fertige Suppe mit Zitronensaft und Sojasoße abschmecken und mit Koriandergrün servieren.

GEMÜSE DER SAISON: Bevorzugen Sie für Ihre Suppe Gemüse, das gerade Saison hat und aus der Region kommt. Es ist besonders frisch und schmeckt am besten.

Lassen Sie sich nicht von der Nase verführen

DICKMACHER INKOGNITO: Sie schauen im Supermarkt immer aufs Kleingedruckte, um zu sehen, wie viel Kalorien in der Packung lauern, und legen dann manches gar nicht erst in Ihren Einkaufswagen? Doch dann erliegen Sie dem verführerischen Duft von frischen Brötchen und haben eine Gebäcktüte in der Hand. Wie viel Kalorien jeweils in der Tüte stecken, sollten Sie aber wissen, bevor Sie entscheiden.

ZUCKER UND FETT AUS DEM BACKSHOP

Wer regelmäßig unterwegs isst, nimmt mehr Kalorien zu sich als Menschen, die ihre Mahlzeiten zu Hause einnehmen. Darauf deuten die Ergebnisse der EPIC-Studie (Europäische Studie zum Thema Ernährung und Krebs) hin. Gebäck und Süßigkeiten sind die Favoriten beim Essen außer Haus. Ein Schoko-Croissant zum Frühstück, mittags ein belegtes Baguettebrötchen, zum Kaffee eine Streuselschnecke und abends auf dem Weg nach Hause dann noch eine Laugenstange mit Käse und Schinken. Macht summa summarum: 2720 Kalorien! Dabei hat man das Gefühl, nur Kleinigkeiten gegessen zu haben.

Die meisten von uns wären sicher nicht mehr zum Kauf aufgelegt, wenn auf dem Preisschild der Kaloriengehalt verzeichnet wäre. Denn die Gebäckstücke sind oft nicht nur fett und süß, sondern auch riesig – größer als je zuvor. Bäckereien verkaufen inzwischen Kuchenstücke mit bis zu 250 Gramm Gewicht. Deren Kalorien braucht nur ein Schwerarbeiter als Hauptmahlzeit. Alle anderen kommen locker mit der Hälfte aus!

> **Fazit:** Wenn es in der Nähe einer Bäckerei betörend duftet, am besten gleich die Straßenseite wechseln.

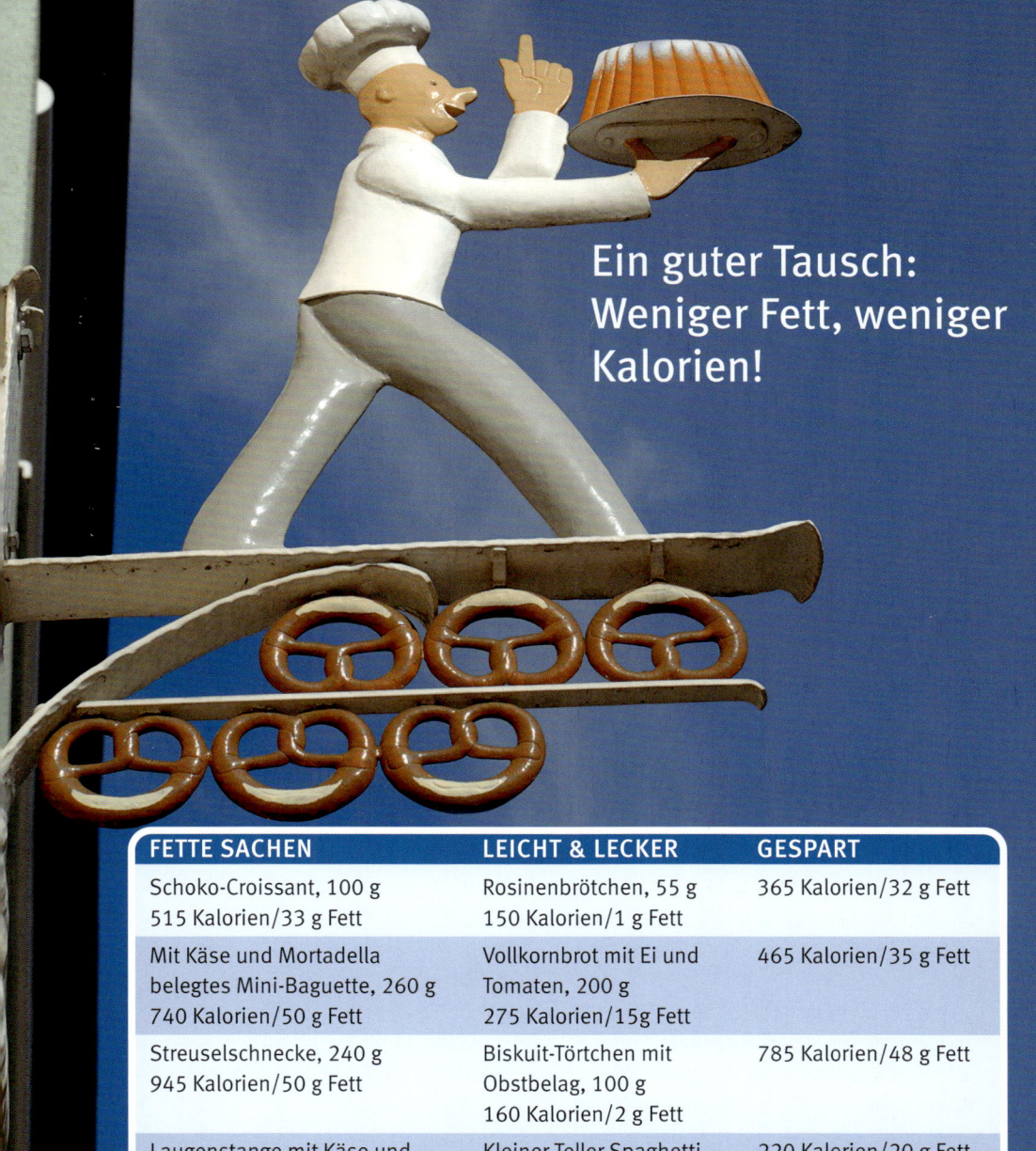

Ein guter Tausch:
Weniger Fett, weniger
Kalorien!

FETTE SACHEN	LEICHT & LECKER	GESPART
Schoko-Croissant, 100 g 515 Kalorien/33 g Fett	Rosinenbrötchen, 55 g 150 Kalorien/1 g Fett	365 Kalorien/32 g Fett
Mit Käse und Mortadella belegtes Mini-Baguette, 260 g 740 Kalorien/50 g Fett	Vollkornbrot mit Ei und Tomaten, 200 g 275 Kalorien/15g Fett	465 Kalorien/35 g Fett
Streuselschnecke, 240 g 945 Kalorien/50 g Fett	Biskuit-Törtchen mit Obstbelag, 100 g 160 Kalorien/2 g Fett	785 Kalorien/48 g Fett
Laugenstange mit Käse und Schinken überbacken, 150 g 520 Kalorien/25 g Fett	Kleiner Teller Spaghetti mit Tomatensoße, 250 g 300 Kalorien/5 g Fett	220 Kalorien/20 g Fett

30

Das Training rhythmisch eintakten

NICHT WÄHREND DER BELASTUNG, wie viele meinen, sondern in der Regenerationsphase entstehen die Trainingseffekte. Entsprechend wichtig ist es, dass Sie beim Training den richtigen Rhythmus aus Bewegung und anschließender Erholung einhalten. Wenn Sie intensiv trainieren, treten Sie am nächsten Tag kürzer oder wählen einen anderen, weniger anstrengenden Trainingsinhalt. Mit so einem gesunden Wechselspiel aus Anstrengung und Erholung erreichen Sie optimale Effekte für einen schönen Körper.

OPTIMAL: AUSDAUERTRAINING NACH PLAN

Mit jeder intensiven Trainingseinheit baut der Körper zunächst einmal seine Energiedepots ab. Diese werden im Anschluss, vor allem nachts, wieder aufgefüllt. Da der Körper durch die Anforderungen beim Training das Signal erhält, dass er sein »Konto« für das nächste Mal noch etwas erhöhen muss, werden die Energiedepots etwas über den Ausgangszustand – quasi über die »Kreditlinie« hinaus – aufgefüllt. Dieser Prozess dauert allerdings einige Zeit, weshalb zwischen den Trainingseinheiten mindestens ein bis zwei Tage Pause liegen sollten. Dann trifft die nächste Trainingseinheit genau auf einen bestmöglichen Energiezustand, und Sie sind optimal belastbar. Dieses Prinzip nennt man in der Sportwissenschaft »Superkompensation«. Wer sich an diesen Rhythmus hält, verbessert sich peu à peu. Wichtig: Dazu gehört natürlich auch ein guter Schlaf.

❯ **Umgekehrt** ist ein tägliches Intensivtraining **nicht sinnvoll,** weil sich Ihre Speicher noch nicht wieder ausreichend regenerieren konnten und Sie sich dadurch sogar beim Training verschlechtern könnten.

Effizientes Timing für die Ausdauer

◼ Führen Sie Ihr Ausdauertraining möglichst dreimal wöchentlich durch.

◼ Verteilen Sie die Trainingseinheiten gleichmäßig auf die Wochentage.

◼ Vermeiden Sie anstrengendes Ausdauertraining an zwei direkt aufeinander folgenden Tagen.

◼ Leichtes Training ist durchaus auch täglich möglich.

◼ Wenn Sie das Ausdauertraining mit dem Muskelaufbautraining kombinieren, führen Sie es besser an gesonderten Tagen durch und wechseln Sie zwischen Ausdauer- und Muskeltraining ab.

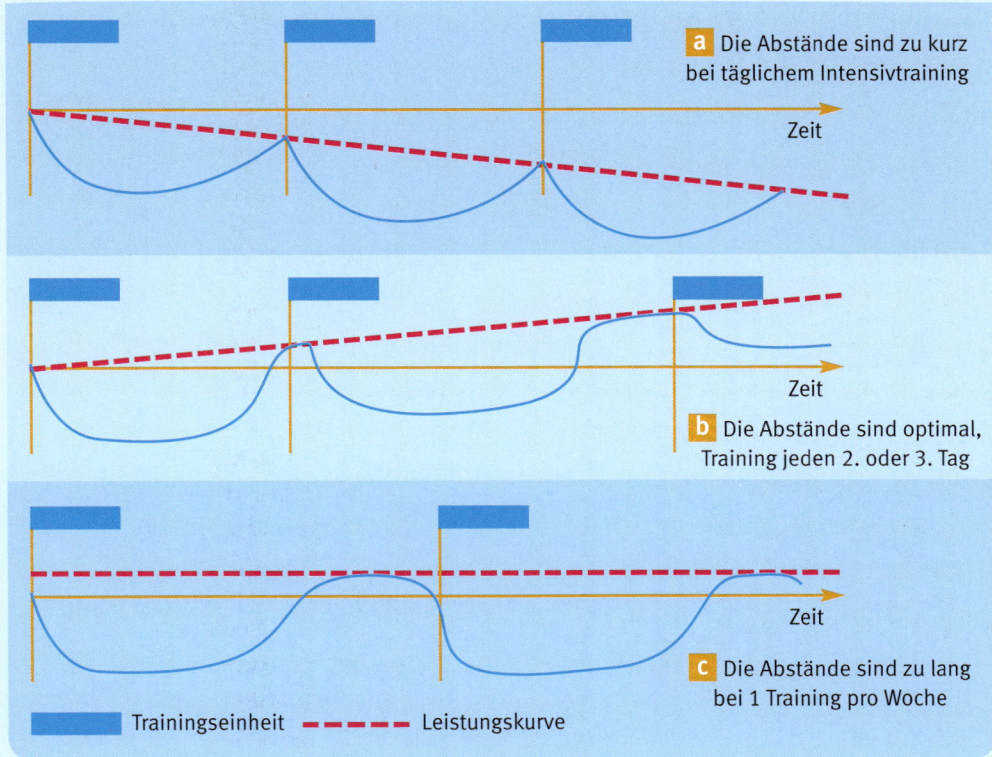

a Die Abstände sind zu kurz bei täglichem Intensivtraining

Zeit

b Die Abstände sind optimal, Training jeden 2. oder 3. Tag

Zeit

c Die Abstände sind zu lang bei 1 Training pro Woche

Zeit

◼ Trainingseinheit ▬ ▬ ▬ Leistungskurve

Durch intensives Training werden die Energiespeicher des Körpers abgebaut. Es dauert etwa einen Tag, bis sie wieder gefüllt und optimal einsatzfähig sind. Innerhalb der nächsten beiden Tage sollte dann der nächste Trainingsreiz erfolgen, um diesen Optimalzustand zu nutzen und damit den gewünschten Verbesserungseffekt zu erreichen.

31

Dress for Success – oder wie man sich 10 Pfund leichter fühlt

BEIM BLICK IN DEN SPIEGEL suchen wir Selbstbestätigung und vergleichen uns dabei mit den gerade gültigen Normen. Ob wir wollen oder nicht: Was andere sagen, beeinflusst unser Selbstwertgefühl. Aber zu dünn, ganz normal oder zu dick, das ist jenseits von Waage und BMI auch Ansichtssache. Beim Abnehmen geht es vor allem für junge Frauen darum, sich freundlich anzusehen und zu akzeptieren. Ein schickes Outfit hilft dabei. Denn wer sich pflegt und gut stylt, bekommt Komplimente. Die steigern Lebensfreude und Selbstbewusstsein. Die Folge: Hübsch verpackte Pfunde wird man leichter wieder los.

NUR NICHT WEGSCHAUEN

Die Bedeutung ihrer körperlichen Attraktivität lernen Mädchen bereits in der Kindheit kennen. Deshalb fällt es ihnen oft besonders schwer, sich selbst nachsichtig und freundlich zu betrachten, wenn sie ein paar Kilo mehr als ein Model haben. Gerade sehr junge Frauen reagieren häufig übertrieben auf Rundungen an den Schenkeln und Röllchen, die beim Sitzen am Jeansrand entstehen. Eine so überkritische Beziehung zum eigenen Körper kann jedoch zu extremen Diäten verlocken und den Grundstein zu einer Essstörung und damit zu einem echten Problem legen. Wer langfristig abnehmen möchte, legt sich deshalb besser ein gesundes, liebevolles Verhältnis zum eigenen Körper zu. Auch die ununterbrochene gedankliche Beschäftigung mit dem Thema »Was darf ich essen und was nicht« stört natürliche Sättigungsmechanismen, die vom Gehirn ausgehen.

Gut aussehen –
mit Rundungen

Klar – ein paar Kilo weniger würden Ihnen vielleicht gut stehen. Aber bis Sie dieses Ziel erreicht haben, könnten Sie einige davon bereits rein optisch wegmogeln.

So geht's:

■ Kaufen Sie Ihre Klamotten nicht in großen Shops, sondern suchen Sie sich ein Fachgeschäft mit netter und ungezwungener Atmosphäre und einer Verkäuferin im gleichen Alter. Dort fällt es leichter, um objektive Beratung zu bitten.

■ Nutzen Sie Farben und Material strategisch. Betonen Sie Ihre Schokoladenseiten mit hellen Farben und lassen Sie ungeliebte Zonen durch dunklere Töne zurücktreten.

■ Durch ausgeklügelte Schnitte und fließende Stoffe verschwinden überflüssige Kilos aus dem Blickfeld.

■ Auch wenn Sie gerade dabei sind, abzunehmen, kaufen Sie nichts Enges, in das Sie erst hineinschrumpfen müssen. Das lässt Sie eher runder wirken. Im Zweifelsfall lieber ganz lässig die nächstgrößere Nummer wählen und sich darin wirklich wohlfühlen.

■ Barocke Formen strahlen Üppigkeit und genussvolle Sinnlichkeit aus. Unterstreichen Sie diese Vorzüge durch tolle Wäsche: Ein Klasse-BH, der perfekt sitzt, lässt Sie gleich viel eleganter aussehen und sich schöner fühlen.

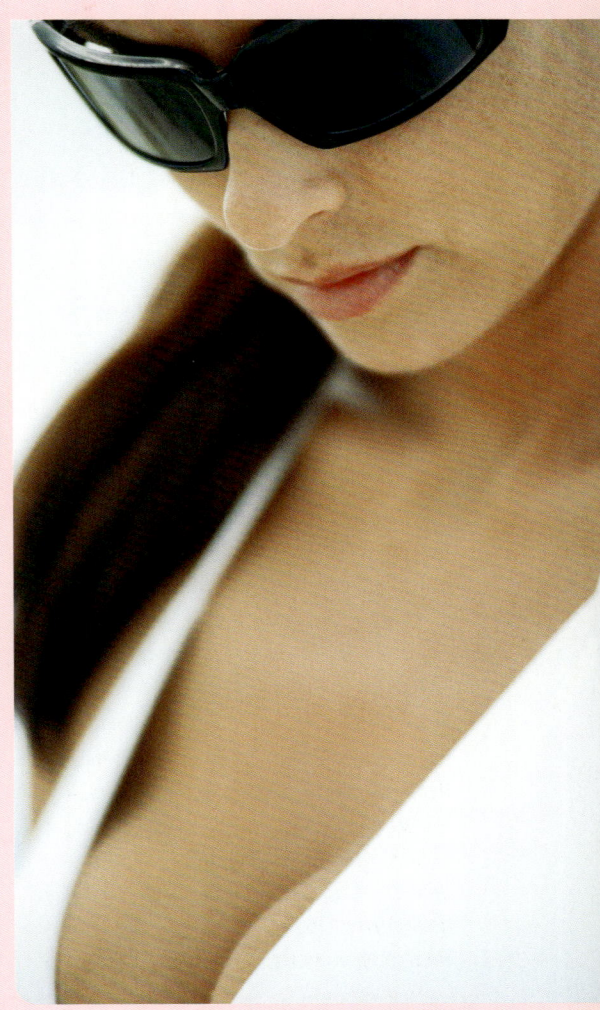

Stress weg, Fett weg: Lassen Sie fünf gerade sein

TROTZ STRESS ABNEHMEN: Mancher von uns bewegt sich in einer Schleife, aus der ihm das Entkommen schwerfällt. Knapp auf den Punkt gebracht heißt das: Dick macht unglücklich, und unglücklich macht dick. Der sprichwörtliche Kummerspeck entsteht, wenn Menschen über lange Zeit unter hohem seelischem Druck stehen. Wer locker abnehmen möchte, sorgt also besser für Entspannung.

KALORIEN GEGEN DIE ÜBERFORDERUNG

In vielen Fällen ist Übergewicht rein stressbedingt, sagen Psychologen. Wer vor lauter Überforderung Pfunde zulegt, ist bestimmt nicht allein mit seinem Problem. Schließlich nimmt der Berufsstress durch Autoverkehr, Fluten von E-Mails und das allgegenwärtige Klingeln von Telefonen und Handys zu. Unter dem Einfluss von Angst und Druck, also in Notlagen, schüttet der Körper Stresshormone aus. Wie jemand auf diese Botenstoffe reagiert, hängt stark von seiner genetischen Veranlagung ab. Einige Menschen – keineswegs alle – werden durch Dauerstress dicker. Ihr Körper wandelt das »harmlose« Cortisol, das ihr Organismus zum eigenen Schutz während andauernder Stressbelastungen produziert, in Cortison um. Dieser Stoff, den Ärzte als hochwirksames Medikament verwenden, kann den Zuckerstoffwechsel innerhalb von kürzester Zeit zum Entgleisen bringen. Schon eine Woche Hyperstress führt schlimmstenfalls dazu, dass alles aus dem Ruder läuft. Dann schmachten die Muskeln nach Energie, obwohl sich der dringend benötigte Zucker im Blut anhäuft. Eine weitere Krux: Cortison regt den Appetit an – den auf Süßes und Fettiges.

So durchbrechen Sie die Stress-Fress-Spirale

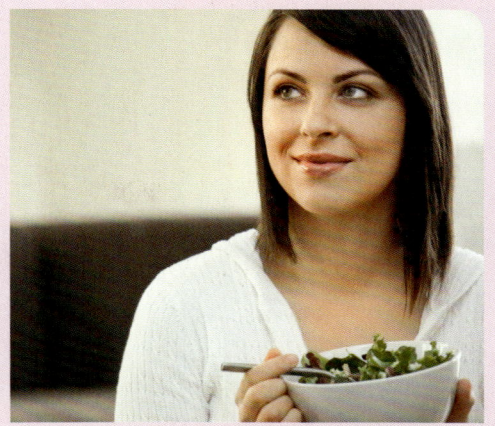

■ Mehr Frisches essen

Wenn der Stresspegel steigt, kann das B-Vitamin Folsäure knapp werden. Frisch gekochte ausgewogene Mahlzeiten werden Mangelware und man greift stattdessen zu Schnellgerichten und Süßigkeiten. Wer sich aufrafft und wieder mehr Salat und Gemüse isst, fühlt sich oft schon nach wenigen Tagen besser und ist dem Alltag plötzlich wieder gewachsen.

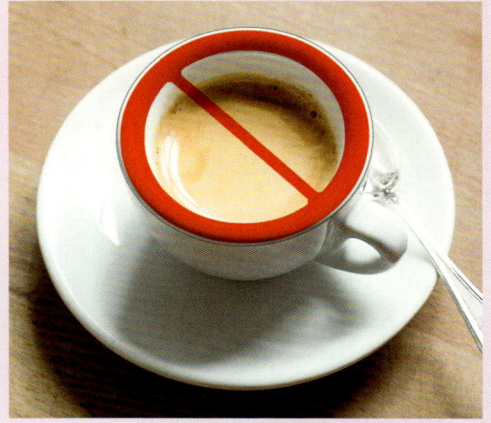

■ Stressverstärker Koffein meiden

Koffeinhaltige Getränke machen die Sache nur schlimmer. Man hofft zwar, durch Kaffee und Cola fit zu werden, doch tatsächlich bewirken die anregenden Getränke genau das Gegenteil. Sie verlängern die Wirkung der Stresshormone und verhindern die Regeneration, weil Koffein das Schlafbedürfnis reduziert.

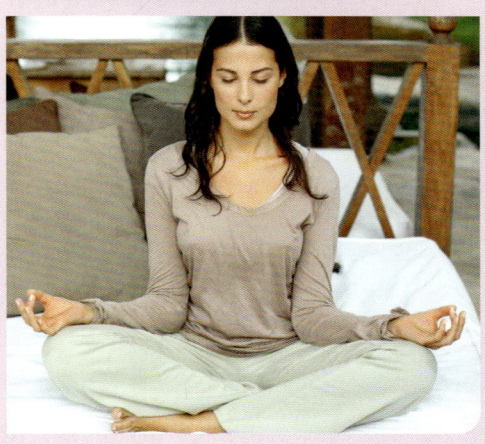

■ Hilfe holen

Auf dem Höhepunkt einer Stressphase auf keinen Fall eine Diät beginnen! Der bessere Weg zum Abnehmen: ein Anti-Stress-Training. Dafür lohnt sich ein Anruf bei der Krankenkasse. Denn Seminare, die gegen Überforderung und Burnout helfen, sind inzwischen als Prävention anerkannt und werden bezuschusst.

33

Mit Plan und System in Bewegung kommen

SIE WOLLEN NUN ENDLICH IHRE GUTEN VORSÄTZE in die Tat umsetzen und regelmäßig Sport treiben? Herzlichen Glückwunsch! Damit das auch wirklich klappt, machen Sie sich am besten einen detaillierten Plan, der auch alle Wenns und Abers berücksichtigt. Damit verankern Sie Ihr Bewegungsprogramm im Alltag und schaffen es leichter, Ihren Lebensstil zu ändern und einen erfolgreichen Kampf gegen den inneren Schweinehund zu führen.

ERFOLGREICH MIT DEM **WENN-DANN-PLAN**

Welches Abnehmziel ist für mich realistisch erreichbar? Was tue ich, wenn ich die ersten drei Kilo abgenommen habe? Wie reagiere ich, wenn es regnet und ich eigentlich walken wollte? Wer kann mich in meinen Zielen unterstützen? Wie begegne ich Menschen, die mich in meinem Vorhaben nicht ernst nehmen oder gar behindern? Je konkreter, konstruktiver und sicherer Ihre Antwort ausfällt, desto höher die Wahrscheinlichkeit, dass Sie durchhalten und unbeirrt Ihren neuen Weg gehen. Dies belegen zahlreiche Studien sowohl bei Patienten mit unterschiedlichen gesundheitlichen Problemen als auch bei Menschen, die alle von regelmäßiger Bewegung profitieren wollen, aber bislang Schwierigkeiten mit der dauerhaften Umsetzung hatten.

Wer lange Zeit inaktiv war, muss sich und seinem Abnehmprojekt von vornherein genügend Zeit geben. Denn eine Verhaltensänderung erfordert Geduld, Beharrlichkeit und dabei immer ein klares Ziel vor Augen.

Mit 7 Schritten erfolgreich zum Ziel

1

Definieren Sie Ihre Ziele
> Wie viel möchten Sie innerhalb der nächsten drei, sechs, neun und zwölf Monate abnehmen?

2

Suchen Sie sich Unterstützung
> Welche Menschen in Ihrem nahen Umfeld werden Sie bei Ihrem Vorhaben unterstützen? Gibt es jemanden, der Sie auf diesem Weg aktiv als Trainingspartner oder passiv als Coach begleiten kann?

3

Stellen Sie Ihren persönlichen Trainingsplan auf
> Welche festen Tage, welche festen Zeiten können Sie im Wochenplan verankern?
> Welche variablen Zeiten stehen Ihnen als Reserve zur Verfügung?

4

Schaffen Sie das nötige Zubehör an
> Welche Sportausrüstung brauchen Sie?

5

Kalkulieren Sie Hindernisse ein
> Wer könnte Sie in Ihrem Vorhaben von der Spur abbringen?
> Wie werden Sie darauf reagieren?

6

Halten Sie einen Notfallplan bereit
> Welche Gedanken helfen Ihnen, wenn es nicht so läuft, wie geplant?
> Was machen Sie, wenn Sie doch einmal pausieren müssen?

7

Belohnen Sie sich
> Welche Kleinigkeiten gönnen Sie sich, wenn Sie Verbesserungen erarbeitet haben?
> Welches Geschenk wartet auf Sie, wenn Sie Ihr Ziel erreicht haben?

Her mit den kleinen Tellern!

DAS AUGE ISST MIT. Sie gehören zu den Zeitgenossen, die stets den Teller leer essen? Da sind Sie nicht allein. Viele von uns langen einfach immer zu, wenn etwas Essbares in Sicht ist, und bemerken dabei kaum, wie viel in den Mund wandert. Diese Eigenart stammt noch aus Zeiten, in denen Kalorien knapp waren und man jede Gelegenheit nutzen musste, etwas Essbares zwischen die Zähne zu kriegen. Wer abnehmen möchte und deshalb mit jeder Kalorie knausert, schaltet aber heutzutage besser den Verstand ein und misst vor dem Essen einmal ab, was üblicherweise so auf seinem Teller landet.

DER MENSCH IST MANIPULIERBAR

US-amerikanische Forscher konnten in einer berühmt gewordenen Studie zeigen, dass die meisten Versuchspersonen solange essen, bis sich ihr Teller sichtbar leert – unabhängig davon, wie groß die Portion ist. Eine Hälfte der Tester bekam Suppe in üblichen Suppentellern, die andere aß von Tellern, die von den Forschern über einen Schlauch im Boden unmerklich immer wieder aufgefüllt wurden. Der Effekt war so deutlich wie aussagekräftig: Die Menschen mit den Nachfülltellern aßen über 70 Prozent mehr Suppe als Teilnehmer mit einem normalen Teller. Dabei fühlten sich die ausgetricksten Esser nicht einmal übermäßig satt.

100 bis 200 Kalorien mehr oder weniger, das entspricht etwa der Menge, die wir beim Essen gar nicht bemerken. Trotzdem werden sie mit der Zeit an der Kleidergröße sichtbar. Wenn es um die Menge geht, spielen die Augen also eine größere Rolle als der Magen.

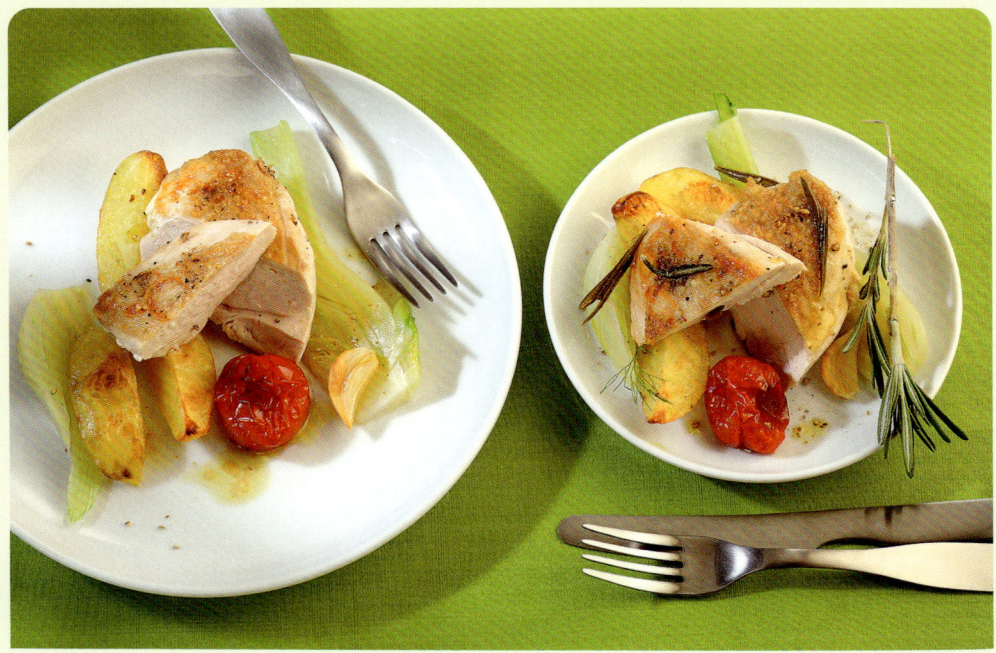

Die Portionen sind auf beiden Tellern genau gleich groß. Trotzdem wirken die 400 Kalorien auf dem kleinen Teller üppiger.

Wie Sie Portionen schrumpfen lassen

■ Beim Zubereiten die Mengen, die Sie üblicherweise in einer Mahlzeit essen würden, auf die Küchenwaage legen. Dann nehmen Sie etwa 10 bis 20 Prozent davon weg und richten die verbliebene Portion auf kleinerem Geschirr an. Schon nach wenigen Tagen gewöhnen Sie sich an das neue Quantum.

■ Zum Vergleich: Bei Obst und Gemüse ist jeweils eine Handvoll eine gute Portion. Durchschnittsesser werden bei magerem Fleisch von 125 bis 150 Gramm satt, bei Fisch darf die Portion mit rund 200 Gramm etwas größer sein.

■ Kleine Portionen kommen groß heraus, wenn Sie leere Stellen auf dem Teller üppig mit Kräuterzweigen, geraspelten Möhren oder Salatblättern garnieren. Winzige Desserts wirken beeindruckend, wenn Sie »Freiräume« mit Kakao oder Puderzucker bestäuben und mit frischen essbaren Blüten dekorieren.

Überzogene Selbstkritik abstellen

MIT DER RICHTIGEN INNEREN EINSTELLUNG KLAPPT'S: Wer abnehmen möchte, steckt sich seine Ziele zu hoch und will zu schnell zu viel von den ungeliebten Pfunden loswerden. Wenn Kilos dann nicht so schnell schwinden, wie man möchte, erlebt man sich leicht als Versager. Wie soll man sich dann wieder motivieren? Ganz simpel: Hören Sie einfach auf, sich selbst zu entmutigen, und bauen Sie fest auf den eigenen Erfolg. Denn der beste Schlankmacher sitzt zwischen den Ohren: Lernen Sie, wie man das Gehirn beim Abnehmen zu Hilfe holt.

ICH SAG MIR WAS NETTES

Viele Denkprozesse laufen in unserem Kopf wie ein Gespräch mit verteilten Rollen ab: »Soll ich?« – »Nein, besser nicht.« – »Ach, ich versuche es. Hat ja Vorteile. Also los!« So ähnlich klingt es, wenn wir uns tief in den grauen Zellen mit uns selbst unterhalten und dabei innerlich unterschiedliche Standpunkte einnehmen. Gewinnt eine überkritische Stimme zu viel Einfluss, verlieren wir das Zutrauen in unsere Fähigkeiten. »Heute wieder kein Pfund weg. Du schaffst es ja doch nicht«, wispert der innere Kritiker vielleicht.

Solche Einflüsterungen rauben uns die Tatkraft und die Zuversicht. Es gilt deshalb, die Art zu denken nachhaltig zu verändern. Dass dies möglich ist, haben Wissenschaftler am Max-Planck-Institut für biologische Kybernetik erforscht. Sie konnten die Veränderungen sogar mithilfe von Gehirnscans zeigen. Millionen Nervenzellen bilden neue Strukturen, wenn wir lernen, unsere innere Einstellung zu verändern. Es ist nicht einmal schwierig. Sie brauchen nur etwas Geduld und Nachsicht mit sich selbst.

Widersprechen Sie dem Kritiker im eigenen Kopf

Probieren Sie es aus, Sie finden sicher noch viele andere Beispiele.

Der Kritiker:
Du bist wieder voll in die Kalorienfalle getappt und hast viel zu viel gegessen! Jetzt ist sowieso alles egal, iss ruhig weiter.

Erwidern Sie ihm:
Ich habe zwar mehr gegessen, als ich wollte. Schließlich ist es nicht einfach, sich zurückzuhalten, wenn es gut schmeckt. Jetzt höre ich einfach auf.

Der Kritiker:
Na, hast du dich schon wieder mit Süßigkeiten vollgestopft? Du kannst dich eben nie beherrschen! Niete!

Erwidern Sie ihm:
Dass ich der Versuchung nicht immer widerstehen kann, ist normal. Aber ich gebe nicht auf. Ab jetzt stelle ich bei akutem Süßhunger einfach einen Küchenwecker auf 10 Minuten und warte ab. Nur wenn es dann immer noch sein muss, greife ich kontrolliert zu.

Der Kritiker:
Na, ist es gemütlich, den ganzen Abend auf deinem Sofa vor dem Fernseher? Du

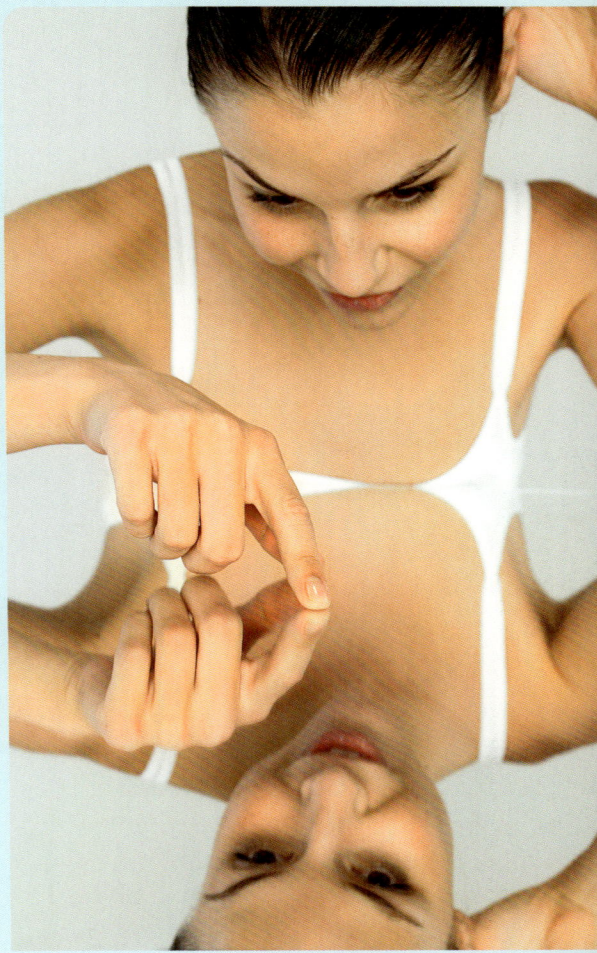

faule Socke wirst nie die Kurve kriegen und regelmäßig zum Sport gehen.

Erwidern Sie ihm:
Faul bin ich nicht! Es fällt mir nur schwer, gleich nach dem Job wieder loszugehen. Ab jetzt werde ich die Zeiten für mein Training anders planen oder direkt nach der Arbeit durchstarten.

36

Wenn der heiße Hunger kommt – den richtigen Snack bereithalten

WIE WÄRE ES MIT EINEM MÜSLIRIEGEL? Das klingt so schön gesund. Leider sind gerade die Fabrikate, die einen hungrigen Käufer in der Warteschlange an der Kasse zum schnellen Kauf locken, nicht ideal. Mit ihrem Nährstoffgehalt und Sättigungswert ähneln sie eher einer Süßigkeit als einer gesunden Zwischenmahlzeit. Wer knackige Riegel liebt, die den Heißhunger ausbremsen, backt besser selbst welche. Die schmecken super und sättigen anhaltend.

BESSER AUF SNACKS VERZICHTEN?

Soll man zwischen den Mahlzeiten eine Kleinigkeit essen, um die Leistungskurve stabil zu halten, wenn der kleine Hunger kommt? Oder sind es gerade die Snacks, die schließlich die Pfunde anwachsen lassen? Diese Frage haben sich auch Forscher der Universität Göteborg in Schweden gestellt und über ein Jahr lang beobachtet, ob es mit oder ohne Zwischenmahlzeiten einfacher ist, ein festgelegtes Kalorienbudget einzuhalten. Die eine Gruppe ihrer Testpersonen musste sich mit drei Mahlzeiten täglich begnügen, die andere bekam drei Mahlzeiten plus drei Snacks. Das Ergebnis überrascht: Im Lauf des Jahres stiegen die Zwischenmahlzeiten der Gruppe mit dem Snackverbot an, und die Gruppe mit der Erlaubnis zum Snacken aß weniger zwischendurch. Am Ende hatten sich beide Gruppen angenähert – und auch noch etwa gleich viel abgenommen. Große Unterschiede im Stoffwechsel hatten sich auch nicht gezeigt.

> **Fazit:** Ob Snack oder nicht, man muss die Kalorien im Griff haben.

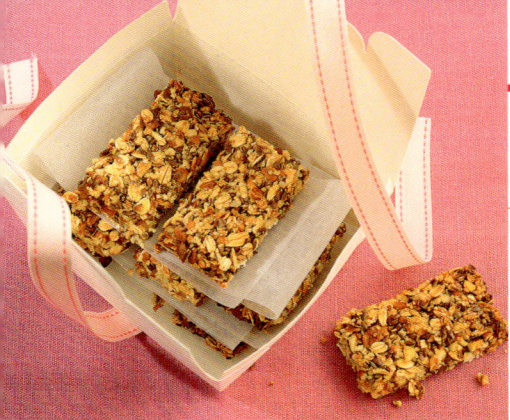

Mit diesen Müsliriegeln ist der kleine Energiekick zwischendurch gesichert.

Fruchtiger Müsliriegel

1 Riegel enthält:
4 g E | 4 g F | 17 g KH | 3 g BS
127 kcal | 532 kJ

Zutaten für 12 Stück

75 g getrocknete Früchte,
z. B. Aprikosen, Äpfel, Feigen
50 g Mandeln (ganze Kerne,
ungeschält)
40 g geröstete Sojakerne
(Reformhaus)
30 g Leinsamen
50 g kernige Haferflocken
50 g Hirseflocken
125 g flüssiger Honig
1 Päckchen Vanillezucker
(oder Vanille-Extrakt)
1 Eiweiß

1 Früchte in feine Würfel schneiden. Mandeln hacken. Oder beides im Blitzhacker zerkleinern. Sojakerne, Leinsamen und Haferflocken zufügen und alles gut vermischen.

2 Honig, Vanillezucker und Eiweiß zugeben und noch einmal gut mischen.

3 Die bröselige Mischung auf ein mit Backpapier belegtes Blech geben. Mit angefeuchteten Händen zu einem etwa 1 cm dicken Rechteck formen und dabei fest andrücken.

4 In den auf 150 ° vorgeheizten Backofen geben und etwa 30–35 Minuten backen. Herausnehmen und sofort in zwölf Riegel schneiden. Auf einem Gitter erkalten lassen. Lagenweise in eine Dose packen. Dabei die einzelnen Lagen mit Backpapier trennen.

Haltbarkeit: etwa zehn Tage

TIPP: Zum Müsliriegel ein Glas Wasser trinken, dann quellen die Zutaten und füllen den Magen. Der sendet dann bald Sättigungssignale.

Mit guter Ausdauer schneller abnehmen

MIT EINER GUTEN AUSDAUER können Sie deutlich mehr leisten und mehr Fett verbrennen. Wie ausdauernd Sie sind, können Sie ganz einfach anhand Ihres Ruhepulses abschätzen. Er zeigt an, wie ökonomisch Ihr Herz unter Ruhebedingungen arbeitet. Je nachdem, ob das Herz viele Schläge pro Minute benötigt oder aber mit wenigen Schlägen auskommt, lässt dies Rückschlüsse auf Ihren Trainingszustand zu – und je besser der ist, desto eher nehmen Sie ab.

10 MILLIONEN HERZSCHLÄGE MEHR ODER WENIGER

Das Herz regelt die Blutversorgung über die Kombination aus Schlagfrequenz (Pulsschläge pro Minute) und Schlagvolumen – das ist die Menge an Blut, die pro Herzaktion in die Blutbahn gepumpt wird. Ein trainierter Herzmuskel kann mehr Blut transportieren und kommt dabei in der Regel mit weniger Pulsschlägen aus.

Erfreulicherweise reagiert das Herz-Kreislauf-System recht zuverlässig und schnell auf regelmäßiges Ausdauertraining. Messen kann man das mithilfe des Ruhepulses. So ist es für einen Einsteiger durchaus realistisch, den Ruhepuls binnen eines halben Jahres um 10 Schläge zu senken. Hochgerechnet auf ein Jahr bedeutet das eine Einsparung von immerhin 5 Millionen Pulsschlägen – ein echter Schongang für das Herz! Wer auf Dauer seinen Puls von 80 auf 60 Schläge senkt, erreicht sogar eine Einsparung von 10 Millionen Schlägen pro Jahr. Ausgestattet mit einer guten Ausdauer fällt Ihnen das Bewegungstraining deutlich leichter, und Sie verbrennen auch noch mehr Fett.

So messen Sie Ihren Ruhepuls

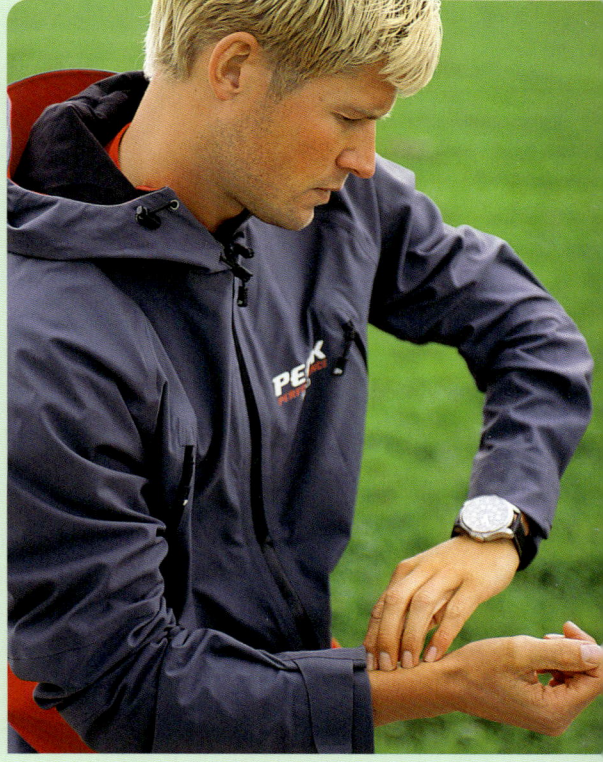

Messen Sie frühmorgens im Bett liegend den Ruhepuls an drei aufeinanderfolgenden Tagen. Tasten Sie dazu Ihren Puls mit den mittleren drei Fingern an der Innenseite des Arms unterhalb des Handgelenks. Zählen Sie die Pulsaktionen innerhalb von 60 Sekunden. Nehmen Sie den Mittelwert der drei Messungen als Ruhepuls.
Je niedriger der Ruhepuls liegt, desto höher die Wahrscheinlichkeit, dass Ihre Ausdauer gut trainiert ist – und umgekehrt. Allerdings sind dies nur Richtwerte, und es gibt Ausnahmen. Außerdem ist auch das Lebensalter zu berücksichtigen, denn die Werte steigen mit dem Alter. Auch das Körpergewicht spielt eine Rolle: Stark Übergewichtige (unabhängig vom Trainingszustand) haben in den meisten Fällen einen um etwa 10 Schläge höheren Ruhepuls. Das liegt an dem in dieser Gewichtsklasse typischerweise erhöhten Insulinspiegel: Insulin aktiviert das Stresshormon und treibt so den Puls an. Die Trainingseffekte lassen sich hier am sinkenden Ruhepuls besonders gut ablesen: Das Schlagvolumen des Herzens nimmt zu, der insulinbedingte Stresspegel ab.

BEWERTUNG DES RUHEPULSES			
bis 40 Jahre	ab 40 Jahre	bis 60 Jahre	Kommentar
‹ 50	‹ 55	‹ 60	Sehr guter Wert, gut ausdauertrainiert
50–59	55–64	60–69	Guter Wert, ausdauertrainiert
60–69	65–74	70–79	Normaler Wert
70–80	75–85	80–90	Erhöhter Wert, mäßig ausdauertrainiert
› 80	› 85	› 90	Hoher Ruhewert, untrainiert

38

Abnehmstopps überwinden

STILLSTAND BEIM SCHLANKWERDEN IST NORMAL: Sie haben wenig gegessen und schon ein paar Kilo abgenommen, aber seit ein paar Wochen tut sich überhaupt nichts mehr auf der Waage? Lassen Sie sich nicht entmutigen, wenn plötzlich kein Gramm mehr schwinden will. Solche Phasen sind nichts Ungewöhnliches. Dann benötigt der Körper einfach Zeit für sich und seine unsichtbaren inneren Umbauprozesse. Nutzen Sie die Zeit für eine Diätpause oder einen Wechsel der Diät und bringen Sie so neuen Schwung in Ihre Essgewohnheiten.

STOFFWECHSEL AUF SPARKURS

Wer engagiert mit einer Diät beginnt, sieht schon bald die ersten Pfunde purzeln und ist überglücklich. Doch so rasant geht es leider nicht weiter, denn irgendwann reagiert der Körper auf die Verknappung der gewohnten Kalorien mit mehr Effizienz: Er fährt die Temperatur runter und versucht, bei alltäglichen Bewegungen Energie einzusparen. Deshalb folgt eine Zeitspanne, in der das Gewicht nicht weiter runtergeht, weil der Körper versucht, mit dem auszukommen, was ihm angeboten wird.

Bleibt das Kalorienangebot weiterhin klein und sorgt zusätzlich ein Bewegungsprogramm dafür, dass mehr Muskeln heranwachsen und Energie verbrauchen, kommt die Gewichtsabnahme wieder in Gang. Das kann aber durchaus eine Weile dauern, wenn der Körper jahrelang an üppiges Essen und eine hohe Kalorienzufuhr gewöhnt wurde. Die Schuld daran tragen wahrscheinlich Nervenbotenstoffe, die Gehirn und Stoffwechsel auf kalorienreiche Mahlzeiten regelrecht prägen können.

[P A U S E]

Nur Geduld

Stillstand verhindern Sie am besten von vornherein, indem Sie das Abnehmen langsam angehen. Wer schon viele Diäten probiert hat, ist besser vorsichtig und spart nicht mehr als etwa 200 Kalorien pro Tag ein. Das bemerkt der Körper kaum, und der frustrierende Stopp bleibt Ihnen erspart.

Pause machen

Wenn sich lange Zeit auf der Waage nichts mehr tut, beenden Sie ihr Abnehmprogramm vorerst. Essen Sie weiter gesund und kalorienbewusst, aber lassen Sie die Zügel lockerer. Überprüfen Sie Ihr Gewicht jede Woche, damit Sie in dieser Phase nicht mehr als ein bis zwei Kilo zunehmen.

Neubeginn

Nach der Diätpause die Strategie wechseln! Falls Sie bisher eine eiweißbetonte Diät gemacht haben, wechseln Sie jetzt zu langsamen Kohlenhydraten mit reichlich Rohkost und magenfüllenden Suppen und umgekehrt: Wer bisher an Fett gespart und sich an Kohlenhydraten satt gegessen hat, holt jetzt viel Protein auf den Teller.

Zwischendurch eine Auszeit

Lange Diätzeiten hält man besser durch, wenn man auf Festen nicht abseits stehen muss und gelegentlich ein Gourmetessen mit Freunden genießen kann. Bereuen Sie nichts, aber kehren Sie am nächsten Tag wieder zur Diät zurück.

Mit mehr Protein die innere Heizung anwerfen

EINE LÄSTIGE NEBENWIRKUNG KALORIENARMER DIÄTEN: Man friert leicht und würde am liebsten drei Pullis übereinander anziehen. Kann man dagegen etwas tun? Ja, und zwar etwas ziemlich Einfaches: Achten Sie darauf, dass Sie genügend Protein, also Eiweiß, mit Ihrer Nahrung zu sich nehmen. Also her mit Eiern, Milch, Quark, Joghurt, Käse, Fisch und Fleisch.

KEINE WÄRME OHNE ENERGIEZUFUHR

Im Fachjargon heißt der wärmende Effekt eines guten Essens »postprandiale Thermogenese«. Wie viel Energie dabei quasi »abgefackelt« wird, hängt von der Menge der Muskeln ab und davon, was man gerade gegessen hat. Die einzelnen Nährstoffe verursachen eine unterschiedlich starke und lang anhaltende Wärmeproduktion im Körper. Protein ist mit 18 bis 25 Prozent der aufgenommenen Energiemenge der beste Wärmespender. Unabhängig davon raten heute immer mehr Ernährungsfachleute dazu, mindestens 50 Gramm Protein pro Tag zu essen. Das Minimum, das der Körper zum Überleben benötigt, liegt zwar niedriger, aber internationale Experten finden die zusätzliche Menge als Sicherheitspolster wichtig, weil es den Körper mit lebenswichtigen Baustoffen versorgt. Außerdem stoppen proteinreiche Lebensmittel das Hungergefühl.

❯ **Achtung:** All diese Vorteile sollten jedoch niemanden verleiten, nur noch Fleisch, Fisch und Käse zu essen. Es gibt Menschen, die auf die große Protein-Sause mit depressiven Verstimmungen reagieren, und andere, deren Leber oder Nieren unter der Eiweißflut leiden.

Proteinsnacks für den kleinen Hunger

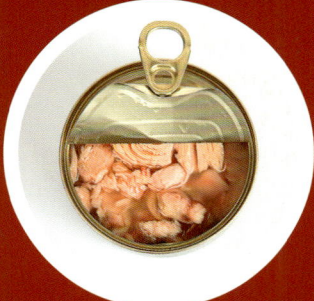

150 g Thunfischfilet natur (Dose)
36 g Protein/162 kcal

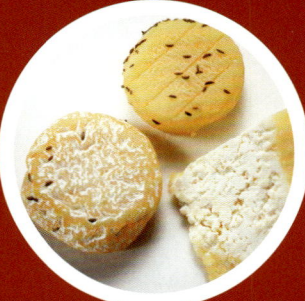

100 g Harzer Käse
30 g Protein/125 kcal

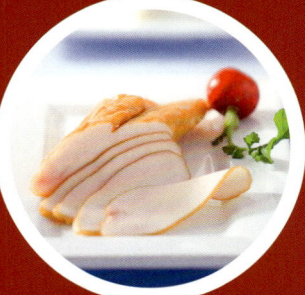

100 g Hähnchen- oder Puten-
brustfilet-Aufschnitt
20 g Protein/102 kcal

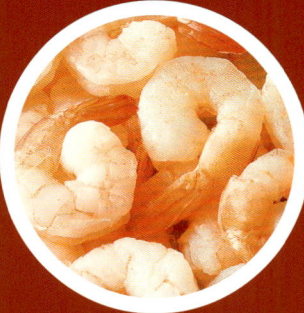

100 g Krabben oder Shrimps
19 g Protein/93 kcal

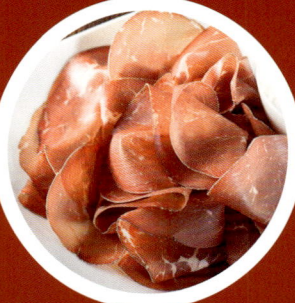

100 g Bündner Fleisch
17 g Protein/106 kcal

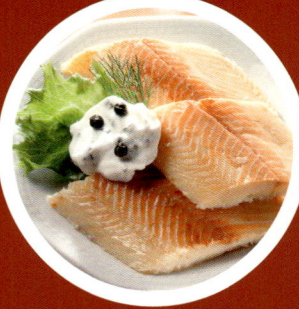

1 geräuchertes Forellenfilet (75 g)
16 g Protein/90 kcal

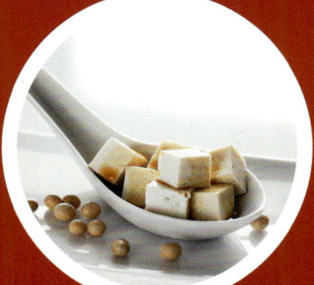

100 g Tofu
16 g Protein/144 kcal

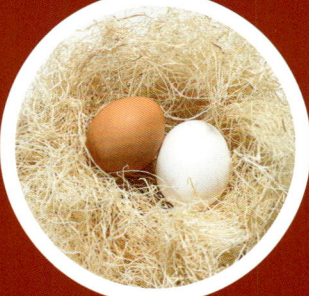

2 Eier
15 g Protein/185 kcal

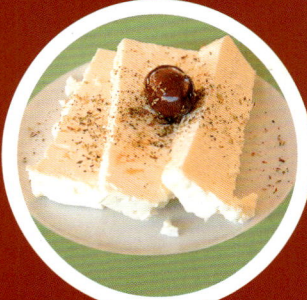

50 g Feta light
10 g Protein/82 kcal

40

Schrittezählen zahlt sich aus

KONTROLLE MOTIVIERT. Klar, Sie haben es schon gehört oder gelesen: Beim Abnehmen zählt jeder Schritt – egal wie kurz oder wie lang die Strecken sind. Der Weg vom Schreibtisch zum Kopierer zählt ebenso wie der Spaziergang mit dem Hund. Trotzdem nehmen Sie manchmal lieber das Auto oder den Aufzug statt der Treppe, weil es so schön bequem ist? Dann kaufen Sie sich einen Schrittzähler! Menschen mit Schrittzähler nehmen nämlich schneller ab.

SCHRITTZÄHLER SIND SCHRITTMACHER

Dies ist das Ergebnis einer aktuellen Studie, in der die mit Schrittzählern ausgestatteten Teilnehmer einer Abnehmgruppe fast dreimal mehr Fett abbauen konnten als die Vergleichsgruppe ohne. Erstaunlich ist, dass alle Teilnehmer der Studiengruppe mit Schrittzähler tatsächlich regelmäßig unterwegs waren, sich also konsequent an die Bewegungsempfehlungen hielten.

Moderne Schrittzähler zeigen sofort den aktuellen Kalorienverbrauch an, liefern also stets eine Rückmeldung, wie es auf dem Bewegungskonto aussieht. Dieses Zahlenspiel animiert zu weiterer Bewegung, die eines Tages in Fleisch und Blut übergeht. Damit werden die Schrittzähler zu motivierenden Schrittmachern: Mithilfe der Schrittzähler sagten die Studienteilnehmer dem inneren Schweinehund den Kampf an und ließen ihm schon bald keine Chance mehr.

❯ **Fazit:** Schrittzähler eignen sich besonders für Bewegungsmuffel, die schon immer für mehr Bewegung sorgen wollten, aber bislang nie den richtigen Drive hatten und schon bald wieder in ihre alten bewegungsarmen Muster zurückgefallen sind.

Das richtige Gerät auswählen

█ Qualitativ hochwertige Schrittzähler können mithilfe von Bewegungssensoren zuverlässig die Aktivität messen und den entsprechenden Kalorienverbrauch anzeigen. Sie gehen damit deutlich über das reine Schrittezählen hinaus und erkennen auch, ob man sich langsamer oder schneller bewegt. Außerdem lassen sie sich nicht mehr austricksen wie früher, als manche Geräte jede Erschütterung als Schritt werteten und dann unrealistisch hohe Werte ermittelten.

█ Besonders motivierend sind Geräte mit einer USB-Schnittstelle. Damit können Sie die Daten an einen Computer übertragen. Die Informationen werden sofort ausgewertet, interpretiert und können in Tages-, Wochen- und Monatsbilanzen angezeigt werden. Auf diese Weise bekommen Sie einen genauen Überblick, wie gut sich Ihre Bewegungsgewohnheiten entwickeln, und sehen genau, wenn Sie den einen oder anderen Tag »geschlampt« haben.

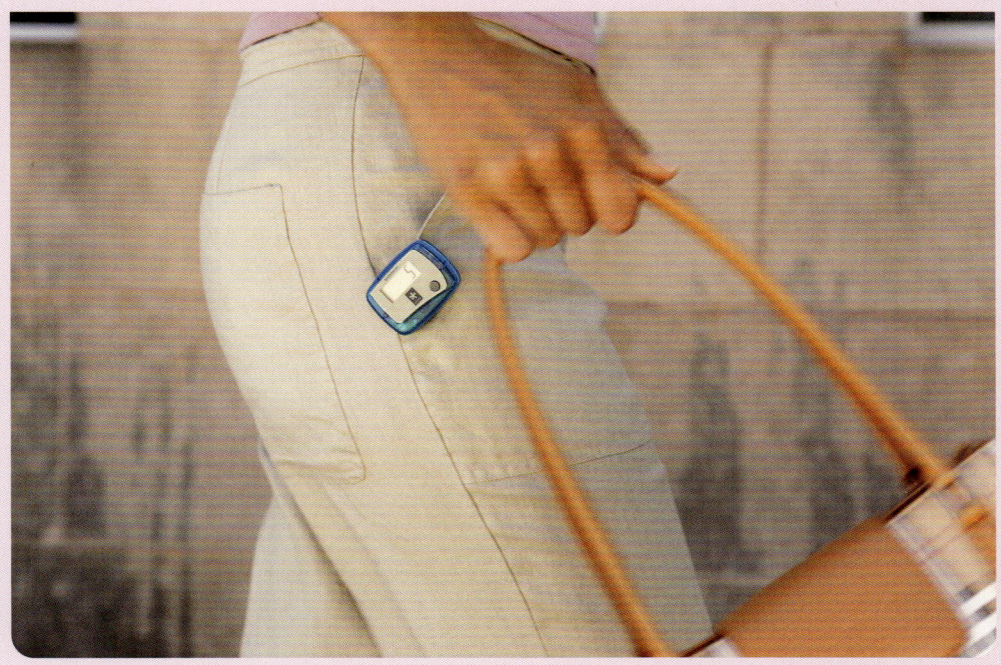

Für mehr Tiefschlaf sorgen

SCHLANKMACHER SCHLAF. Was haben Sie nicht schon alles probiert, um abzunehmen. Schlafen war sicher nicht dabei, oder? Es wäre auch wie im Märchen, wenn man den Körper dazu bringen könnte, über Nacht an die Vorräte zu gehen. Doch manchmal werden Märchen eben wahr. Überraschenderweise identifizierten kanadische Forscher die Schlafdauer als einen der wichtigsten Faktoren für das Körpergewicht. Gehen Sie also rechtzeitig zu Bett, und schlummern Sie schön tief, damit Ihre überschüssigen Pfunde verschwinden.

MÜDE MACHT DICK!

Wer wenig schläft, hat mehr Hunger und isst auch mehr. Das wissen Ärzte schon lange von Schichtarbeitern, die nachts nicht zum Schlafen kommen und tagsüber wach liegen. Denn auch wenn wir noch so still daliegen, in unserem Körper ist nachts eine Menge los. Botenstoffe flitzen durch unseren Körper, darunter das Stress- und Stoffwechselhormon Cortisol, Wachstumshormone, das Schlafhormon Melatonin und die beiden Schlüsselfaktoren unseres Energiehaushaltes, Ghrelin und Leptin. Wie die meisten Hormone folgen auch sie einem 24-Stunden-Rhythmus. Durch Schlafmangel gerät ihr Zusammenspiel aus dem Gleichgewicht.

> **Der Grund:** Der Organismus hat nicht genug Zeit und bildet zu wenig vom Appetit bremsenden Hormon Leptin, und der Zuckerstoffwechsel wird gestört. Wer dauerhaft weniger als sieben bis acht Stunden schläft, sollte mit steigendem Körpergewicht rechnen. Das beobachteten kanadische Forscher über sechs Jahre lang in der Quebec Family Study.

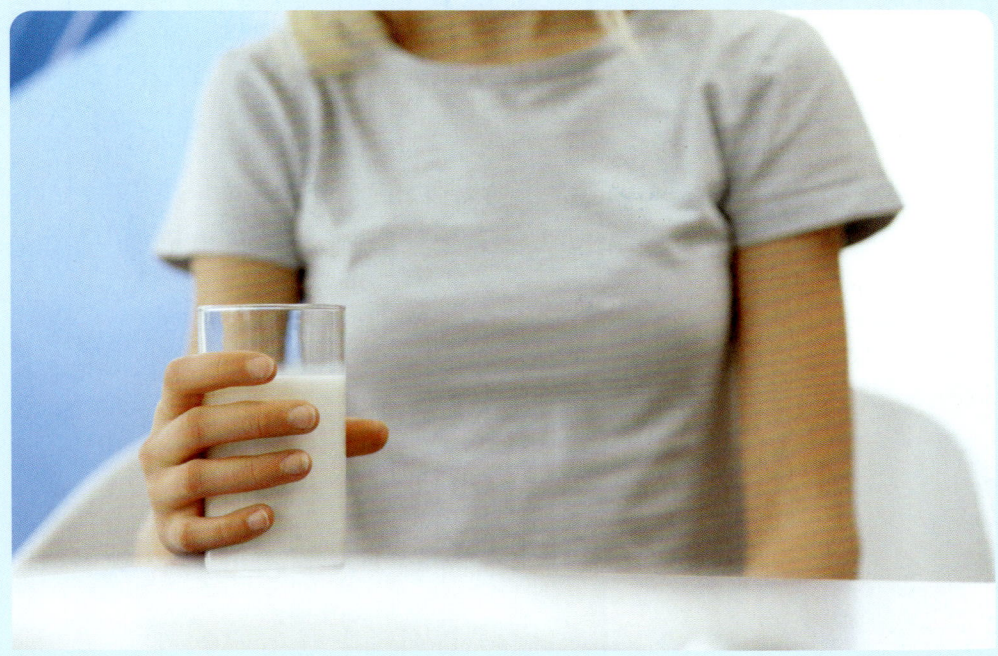

So schlafen Sie gut

■ **Im Job nicht übertreiben**

Wer viel arbeitet, schläft schlechter. Mit der Dauer der geleisteten Arbeitszeit nehmen die Schlafstörungen zu. Zu diesem Ergebnis kommt eine Untersuchung der Bundesanstalt für Arbeitsschutz und Arbeitsmedizin. Also gehen Sie rechtzeitig nach Hause und machen Sie genug Pausen.

■ **Nicht hungrig ins Bett gehen**

Bei einigen Menschen versetzt Nährstoffmangel das Gehirn in einen Alarmzustand, nach dem Motto: »Steh auf und besorg etwas zu essen.« Falls Sie also vor dem Zubettgehen Hunger haben, gönnen Sie sich lieber einen kleinen, gesunden Snack, und schlafen Sie beruhigt ein, statt wegen der nächtlichen Kalorien vor lauter Magenknurren nicht schlafen zu können.

■ **Die Milch macht's tatsächlich**

Endlich ist klar, warum sie beim Einschlafen hilft: Es ist der Inhaltstoff Lactalbumin, der müde macht. Also abends einen leckeren Milchdrink wie den in Tipp 09 genießen. Für einen noch höheren Lactalbumingehalt zusätzlich einen Löffel Molkepulver untermixen.

42

Mit Grobkost satt essen

JE NATÜRLICHER, DESTO BESSER: Unsere Vorfahren muteten dem Körper bei der Verdauung viel mehr Arbeit zu, als wir es heute tun. Sie kannten weder Zucker oder weißes Mehl noch Pasta mit Sahnesoße. Stattdessen standen Blätter, Wurzeln, Samen, Beeren und andere Naturprodukte auf ihrem Speisezettel. Wetten, dass die »Alten« bei dieser Art zu essen keine Figursorgen hatten? Wir könnten uns also einiges bei ihnen abschauen und dadurch mühelos ein paar überschüssige Pfunde abstreifen.

FEIN IST SCHLECHT FÜR DIE FIGUR

Für den Stoffwechsel macht es durchaus einen Unterschied, ob zum Beispiel Getreide und Gemüse grob oder fein zerkleinert, roh, gekocht oder gebacken auf den Tisch kommen. Rohkost, die man lange kauen muss und langsam verdaut, kann den Blutzucker nicht blitzartig in die Höhe treiben. Und um ganze Körner zu zerlegen, benötigen die Verdauungssäfte eben viel mehr Zeit als dafür, einer Scheibe Weißbrot die Nährstoffe zu entziehen. Der Grund liegt in der harten Zellstruktur der Pflanzen, die wie eine Barriere wirken. Sie sorgt dafür, dass die Kalorien liefernden Nährstoffe nur tröpfelnd langsam in die Blutbahn gelangen und den Blutzuckerspiegel für Stunden stabil halten. Der physische Hunger kommt wieder, wenn alle Vorräte verbraucht sind. Wie stark ein Lebensmittel den Blutzuckerspiegel beeinflusst, zeigt der »glykämische Index«. Gemüse und Getreide haben einen niedrigen Wert. Süße Früchte und Weißmehl mit hohem glykämischem Index dagegen lösen einen Energieschub aus, der nicht lange anhält. Weil diese »schnellen« Kohlenhydrate den Insulinspiegel erhöhen, knurrt der Magen bald wieder.

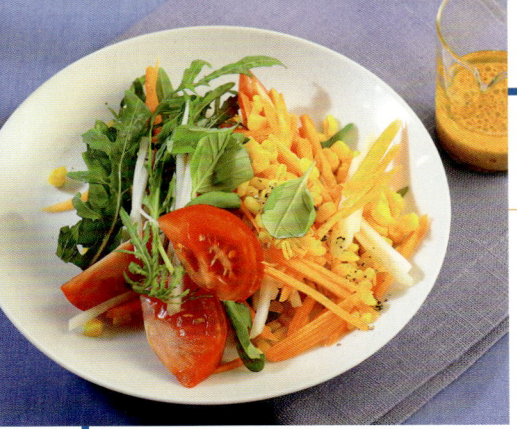

Eine üppige Portion knackiger Frische, die dem Blutzuckerspiegel guttut.

Rohkost mit Zartweizen

1 Portion enthält:
12 g E | 7 g F | 55 g KH | 8,5 g BS
342 kcal | 1445 kJ

Zutaten für 2 Portionen

100 g Zartweizen
Salz, 1 Prise Kurkuma
50 g Rucola (Rauke)
½ Kohlrabi
1 Möhre
150 g Tomaten
1 Dose Mais (140 g Abtropfgewicht)
2–3 EL Weißweinessig
1–2 TL mittelscharfer Senf
1–2 EL Sojasoße
1 Prise Zucker
Pfeffer aus der Mühle
1 EL Rapsöl
Kräuter der Saison

1 Zartweizen zehn Minuten in Salzwasser mit Kurkuma garen, abgießen und auf einem Sieb abtropfen lassen.

2 Rucola waschen, putzen und auf zwei großen Tellern ausbreiten. Kohlrabi und Möhre separat schälen, grob raspeln und auf den Rucola geben.

3 Tomaten waschen und grob zerteilen, Mais abtropfen lassen. Mit dem Weizen auf der Rohkost anrichten.

4 Für die Salatsoße Essig in eine kleine Schale geben, Senf, Sojasoße, Zucker und Pfeffer unterrühren. Das Öl mit einem Schneebesen unterschlagen, bis eine cremige Soße entsteht. Zur Rohkost geben und mit grob gezupften Kräuterblättchen bestreut servieren.

ALS ZARTWEIZEN werden getrocknete, schonend vorgegarte Hartweizenkörner bezeichnet, die nach wenigen Minuten Kochzeit essfertig sind. Im Supermarkt findet man sie in den Regalen bei Reis und Nudeln.

43

Ausschalten – nicht immer, aber besser öfter

DER GRÖSSTE DICKMACHER UNSERER ZEIT ist absolut kalorienfrei – der Bildschirm. Viele verbringen ihr Leben sogar zwischen mehreren Exemplaren, dem einen stressigen vom Computer im Büro und den anderen, wohlig ablenkenden zu Hause. Das Problem: Fernseher, Spielekonsole und Computer halten uns unbeweglich auf unseren Sitzen fest. Da die Flimmerkisten unsere grauen Zellen so vollkommen mit Beschlag belegen, greifen wir beim Gucken, ohne es bewusst zu merken, immer wieder zum Glas und in die Chipstüte. Probieren Sie aus, wie schnell Sie abnehmen, wenn Sie den Aus-Knopf drücken.

ACTION IM KOPF, KEIN MUSKEL REGT SICH

Unterhaltungsmedien sind aus unserem Leben nicht wegzudenken. Doch wer problemlos und nachhaltig abnehmen möchte, tut gut daran, den Konsum bewusst zu begrenzen. Je länger wir vor den Flimmerkisten hocken, desto größer ist unser Risiko, dick zu werden. Das Gefühl für den eigenen Körper verliert sich, der Stoffwechsel geht in den Energiesparmodus. Schlimmer noch: Wer fast den ganzen Tag nur sitzt, kann gar nicht so wenig essen, wie er braucht (siehe Tipp 26). Dabei erregen die flüchtigen Bilderwelten unsere grauen Zellen so sehr, dass sie nach schnellen Kohlenhydraten rufen, um sich durch den darauf folgenden Anstieg des Botenstoffstoffs Serotonin wieder zu beruhigen. Die figurfeindliche Verbindung von Naschen und Fernsehen ist also nicht nur eine schlechte Angewohnheit, sondern biologisch angelegt.

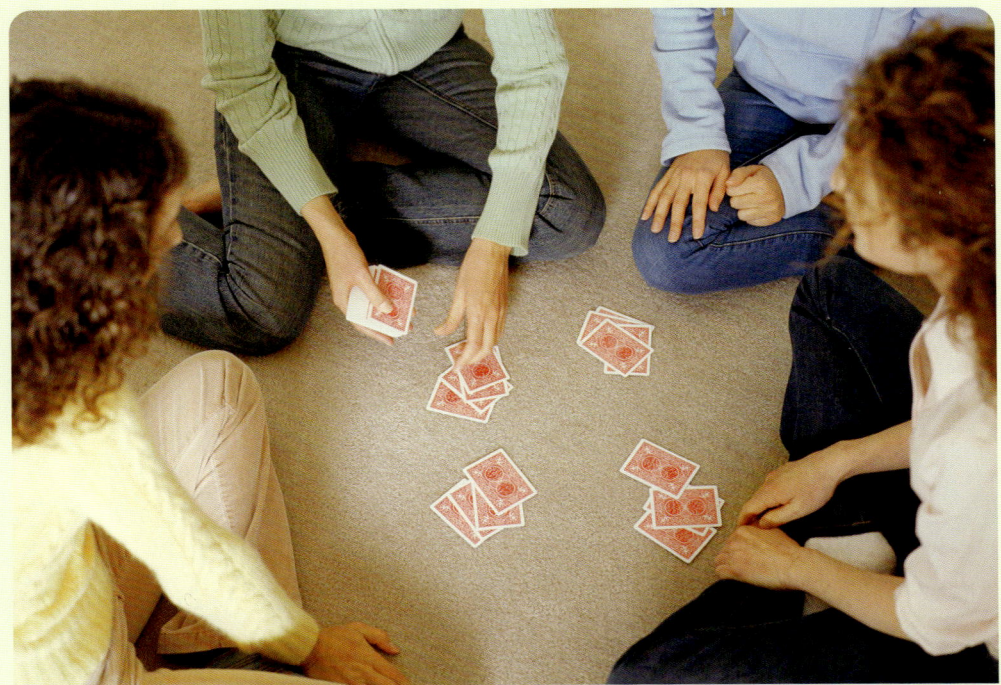

Ein Abend mit Freunden ist viel anregender als einer vor der Glotze.

🟧 Abschalten beim Essen

Läuft die Flimmerkiste, sind die Nervenzellen damit beschäftigt, die Bilder zu verarbeiten. Was wir gleichzeitig in uns hineinstopfen, registrieren sie dann kaum. Ohne die Reizflut von außen gelangt die Botschaft der Kalorien besser in den Kopf, und unser Gehirn nimmt genau wahr, was auf dem Teller liegt.

🟧 Knabberkram weit wegstellen

Heute ist Fernsehabend? Es muss sein? Dann stellen Sie Nüsse und Süßigkeiten so weit weg, dass Sie für jeden Bissen aufstehen müssen. Das reduziert die Menge und macht dem Kopf bewusst, wie viel Sie essen. Außerdem aktivieren schon wenige Schritte die Muskeln. Besser als nichts!

🟧 Weniger gucken, mehr tun

Am besten begrenzen Sie die Zeit vor der Glotze von vornherein auf höchstens eine oder eineinhalb Stunden pro Tag. Gut sind auch durchgehende fernsehfreie Zeiten mit Regeln wie »nie vor acht« oder »nur am Wochenende«. Bleibt der Bildschirm dunkel, stellt sich die Lust, etwas zu unternehmen, meist ganz von selbst ein.

44

Power über der Gürtellinie

WER ZU VIEL GEWICHT mit sich herumschleppt, fordert fast ausschließlich seine Beinmuskeln. Die müssen mit jedem Schritt die gesamte Last des Körpers – inklusive aller Extrapfunde – bewegen und befinden sich daher im Vergleich zur Rumpf-, Schulter- und Armmuskulatur in einem besseren Trainingszustand. Deshalb fällt es Übergewichtigen meist leichter, die Muskeln oberhalb der Gürtellinie aufzubauen, weil diese Partien chronisch unterfordert sind und sich entsprechend schneller und besser entwickeln können.

AUFBAUARBEIT LOHNT SICH!

Oberhalb der Gürtellinie liegt also das größere Verbesserungspotenzial. Wollen Sie schnell Erfolgserlebnisse erzielen, richten Sie am besten gerade in den ersten Wochen und Monaten Ihr Trainingsprogramm besonders auf die Bauch-, Rücken-, Schulter-, Brust- und Armmuskeln aus. Denn jedes Kilo an neuer Muskelmasse verbraucht zusätzliche Energie und beschleunigt so entscheidend den Prozess zum Wunschgewicht.

Das bedeutet jedoch keineswegs, dass Sie das Training der Beine vernachlässigen dürfen. Das Ziel besteht hier allerdings eher darin, einen Muskelabbau zu verhindern, der das Abnehmen oft begleitet. Denn mit jedem abgenommenen Kilo reduziert sich auch die Belastung der Beinmuskeln – und Muskeln, die nicht ausreichend gefordert werden, baut der Körper ab! Deshalb ist es wichtig, durch Krafttraining die nötigen Reize zu schaffen und diesem Abbau entgegenzuwirken. Ein bis zwei Übungen reichen jedoch meist aus, um Ihre Beinmuskulatur fit zu halten.

> **Fazit:** Bevorzugt Muskelmasse im Rumpf- und Oberkörperbereich aufzubauen, bringt anfangs die besten Resultate.

Die 3 besten Übungen für den Oberkörper

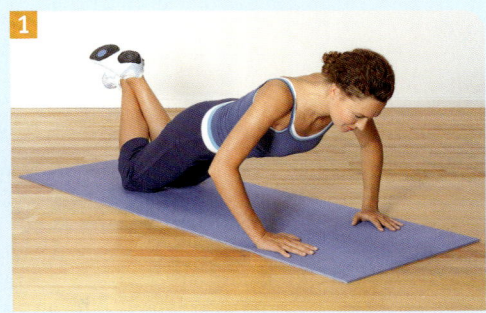

1 Liegestütz

Gehen Sie in den Liegestütz und verteilen Sie das Körpergewicht gleichmäßig auf Händen und Knien. Halten Sie den Körper in einer Linie. Heben Sie die Hüfte an, halten Sie den Körper in einer Linie. Senken Sie den Körper langsam bis kurz vor den Boden ab und drücken Sie ihn dann mit der Kraft der Brust-, Schulter- und Armmuskeln in die Ausgangsposition zurück. 10–15-mal wiederholen.

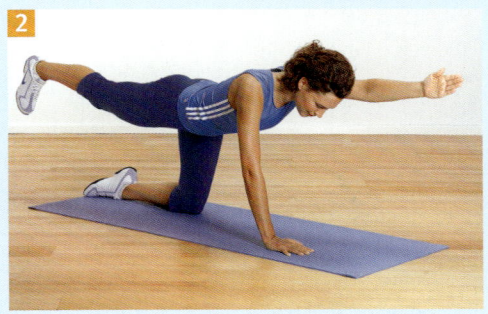

2 Vierfüßler

Stützen Sie sich gleichmäßig auf Armen und Beinen ab. Der Rücken bildet mit dem Kopf eine waagerechte Linie. Dann ein Bein und den gegenüberliegenden Arm in Verlängerung des Rückens anheben. Spannen Sie dabei zusätzlich die Bauchmuskeln an, damit Ihr Becken stabil bleibt und Sie nicht ins Hohlkreuz fallen. Abwechselnd auf jeder Seite 10–15 Wiederholungen.

3 Flexband-Flieger

Fixieren Sie das Flexband etwa schulterbreit mit den Füßen. Ziehen Sie dann die beiden Enden des Bandes über Kreuz vor dem Körper und führen Sie die Arme auf Höhe der Schultern in eine gebeugte Position. 10–15-mal wiederholen.

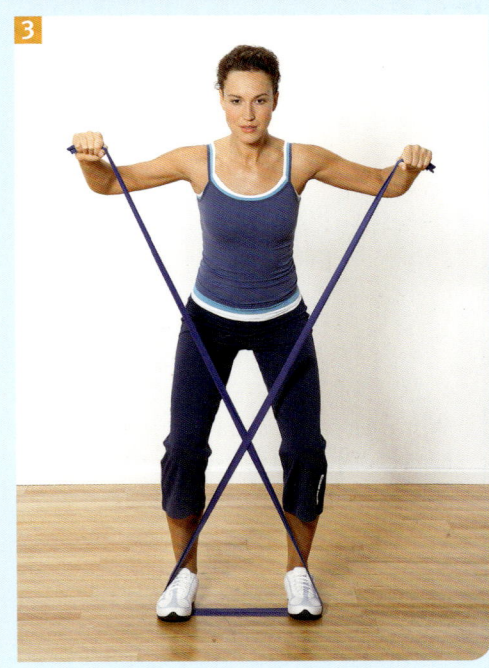

45

Abschiednehmen von der süßen Sucht

KALORIEN UND KEIN ENDE? Zucker ist keineswegs die Verkörperung des Bösen. Im Gegenteil, wir sind mit einer Vorliebe dafür geboren, weil unsere Vorfahren nur dadurch motiviert waren, reife Früchte herauszupicken, die besonders viele Nährstoffe liefern. Also ist die Lust darauf ganz natürlich! Wie schwer es Ihnen fällt, auf Süßes zu verzichten, ist jedoch typabhängig: Wer einen empfindlichen Zuckerstoffwechsel geerbt hat, wird von Süßigkeiten erst richtig hungrig. Manchem hilft deshalb nur der komplette Ausstieg aus der süßen Droge.

KALORIENFALLE UND GLÜCKSFAKTOR

In den letzten 150 Jahren hat sich unser Zuckerkonsum auf das Zwanzigfache gesteigert. Wahrscheinlich weil die puren Kristalle, anders als süße Früchte, für einige Menschen Suchtcharakter besitzen. Schließlich belohnt uns das Gehirn fürs Zuckeressen mit der Ausschüttung von angenehmen Botenstoffen wie Serotonin und Dopamin. Sie erzeugen dieses ungemein beruhigende Gefühl, das wohlig aus dem Bauch aufsteigt und sich wie rosa Nebel im Kopf ausbreitet.

Vor allem Frauen, das zeigen Umfragen, leiden unter ihrer Sucht nach Süßigkeiten. Dabei fehlt es manchen von ihnen oft einfach an Kohlenhydraten. Denn viele ignorieren ihren Hunger oft so lange, bis der Körper eindringlich nach schneller Energie, also Schokolade und Co., ruft. Und wer von Kindesbeinen an gelernt hat, sich mit Zucker bei Unannehmlichkeiten zu trösten, dessen graue Zellen verlangen ihn als »Medizin« gegen Langeweile, Angst, Liebesentzug und Stress.

So besiegen Sie den Süßhunger

■ Vorbeugen

Schützen Sie sich vor Heißhunger auf Süßigkeiten durch genug Schlaf (siehe Tipp 41) und dadurch, dass Sie viele langsame Kohlenhydrate essen, die den Blutzucker stabilisieren. Lesen dazu auch Tipp 04 Hülsenfrüchte, Tipp 36 Müsliriegel und Tipp 42 Grobkost.

■ Viel bewegen

Alles, was die Stimmung hebt, bremst den Hunger auf Süßigkeiten. Wer abnehmen möchte, setzt am besten auf Sport. Der macht gute Laune und verhindert Seelentiefs. Außerdem kann man beim Pilates keine Pralinen essen und beim Handball keine Himbeertorte.

■ Der süße Abschluss

Halten Sie den großen Süßhunger in Schach, indem Sie sich täglich ein kleines Dessert gönnen. Wer vorher eine ausgewogene Mahlzeit gegessen hat und im Prinzip satt ist, läuft kaum Gefahr, über die Stränge zu schlagen.

■ Wenn es nicht anders geht: Entzug

Wer es nicht schafft, die Mengen zu begrenzen, für den ist es leichter, den Zucker vorerst aus seinem Leben zu ver-

bannen. Das bedeutet konkret, mindestens vier, besser sechs oder acht Wochen komplett ohne Süßes auszukommen. Dann haben sich das Gehirn und auch die Verdauung daran gewöhnt und »schreien« nicht mehr nach Schokolade, Eis, Kuchen und anderen Zuckerbomben.

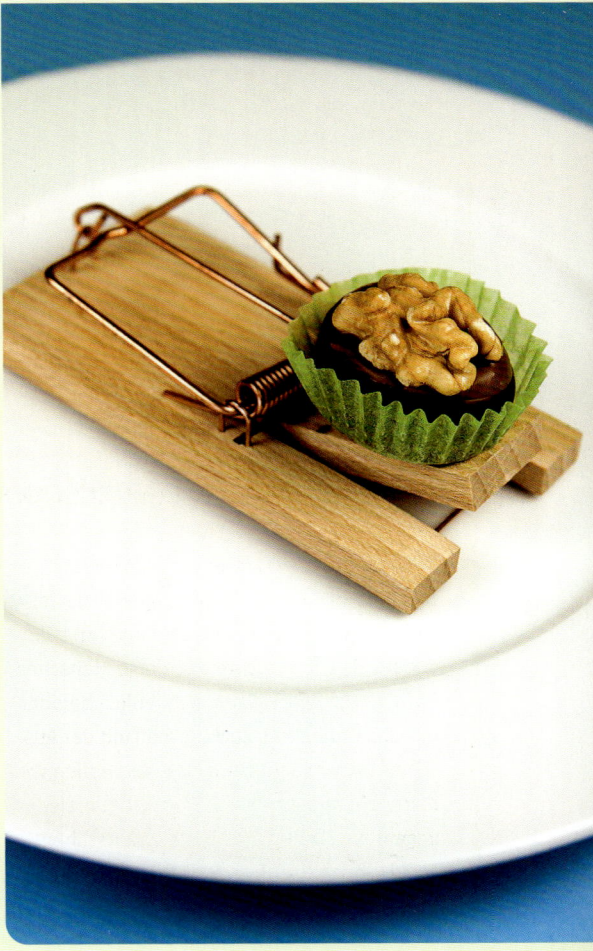

Laufend in Form kommen

LAUFEN IST DIE NATÜRLICHSTE SPORTART und gleichzeitig der beste Fatburner. Wenn Sie nur wenige Kilos zu viel mit sich herumtragen und keine Gelenkprobleme haben, ist Joggen für Sie die optimale Strategie zum Abnehmen und zur dauerhaften Gewichtskontrolle. Allerdings muss der Einstieg sanft und systematisch aufgebaut sein. Sonst laufen Sie Gefahr, dass es zu Überlastungsreaktionen kommt, die Sie frustrieren und Ihren Trainingserfolg gefährden.

»VOGEL FLIEGT, FISCH SCHWIMMT, MENSCH LÄUFT«

Das Zitat des Weltklasseläufers Emil Zátopek bringt es auf den Punkt: Laufen ist der natürlichste Sport des Menschen. Der Energieverbrauch liegt – unter vergleichbaren Belastungsbedingungen – um etwa 20 Prozent höher als bei anderen Ausdauersportarten wie Radfahren, Inlineskating oder auch Nordic Walking. Bei jedem Schritt muss das Körpergewicht transportiert, abgestoßen und wieder aufgefangen werden.

Das ist allerdings auch mit deutlich erhöhten Belastungen für die Fuß-, Knie- und Hüftgelenke verbunden: Je nach Laufstil und Geschwindigkeit liegen die einwirkenden Kräfte beim Zwei- bis Dreifachen des Körpergewichts. Um Überlastungen zu vermeiden, sind daher eine gute Lauftechnik und hochwertige Laufschuhe Pflicht.

> **Einsteiger müssen ihr Laufpensum systematisch aufbauen,** ansonsten kommt es schnell zu Überlastungen – und zwar nicht »nur« der Gelenke, sondern speziell auch des Herz-Kreislauf-Systems. Am besten geeignet ist ein Intervalltraining, bestehend aus einem gut dosierten Wechselspiel von Geh- und Laufstrecken.

Das 4-Wochen-Einstiegsprogramm:

Das Prinzip des Intervalltrainings besteht darin, dass Sie systematisch Gehpausen in das Lauftraining einbauen. Damit geben Sie Ihrem Körper regelmäßig die Möglichkeit, sich bis zur nächsten Laufeinheit wieder zu erholen.

Nach und nach nehmen die Laufeinheiten zu und die Gehpausen ab, bis letztlich ein ununterbrochener Dauerlauf als »Laufen ohne Schnaufen« möglich ist.

Wenn Sie 10 Minuten nonstop laufen können, ist es an der Zeit, schrittweise das Laufpensum auszubauen, bis Sie eine halbe Stunde und mehr schaffen, ohne außer Atem zu kommen.

Später gilt folgender Grundsatz: Zuerst die Länge der Laufstrecke und danach die Laufgeschwindigkeit erhöhen.

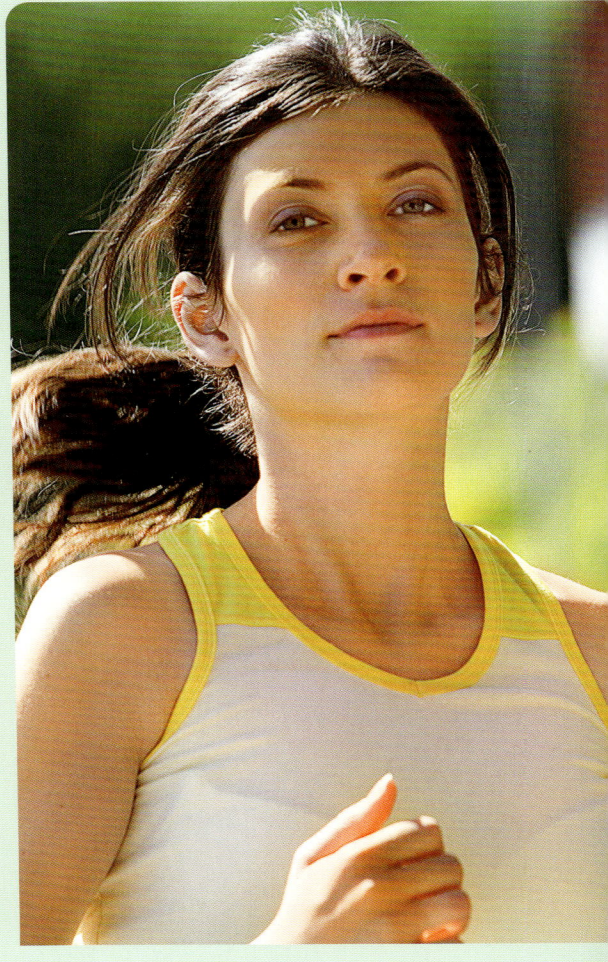

1. WOCHE	2. WOCHE	3. WOCHE	4. WOCHE
3 Minuten Gehen*	3 Minuten Gehen*	3 Minuten Gehen*	3 Minuten Gehen*
3 Minuten Laufen	4 Minuten Laufen	5 Minuten Laufen	10 Minuten Laufen
3 Minuten Gehen	2 Minuten Gehen	1 Minute Gehen	3 Minuten Gehen*
3 Minuten Laufen	4 Minuten Laufen	5 Minuten Laufen	–
3 Minuten Gehen*	2 Minuten Gehen*	2 Minuten Gehen*	–

* Lockerungsübungen und leichte Dehnungen einbauen.

Mehr locker-luftige Sachen essen

DIE MENGE MACHT'S. Portionen, so winzig, dass man sie auf dem Teller kaum wiederfindet – die sind nichts für hungrige Abnehmkandidaten. Denn nicht nur die Kalorien, sondern auch die Menge ist wichtig für das Gefühl, eine üppige Mahlzeit gehabt zu haben. Je mehr Volumen ein Lebensmittel mitbringt, desto besser füllt es den Magen. Folglich hilft alles, was auf dem Teller viel hermacht, beim Sattwerden. Mit aufgeschlagenem Eischnee im Quark oder selbst gemachtem Popcorn statt fetten Chips können Sie also durchaus ein paar Kalorien einsparen.

WENIGER ENERGIE, MEHR VOLUMEN

Eine Diätidee, die vor einigen Jahren als »Volumetrics« Furore machte, ist inzwischen unter dem Namen »Energiedichteprinzip« wieder en vogue. Dahinter steckt die Erkenntnis, dass Augen und Magen keinen Kalorienzähler besitzen, sondern erst einmal nur die Menge, also das Volumen, einschätzen. Steht ein üppig gefüllter Gemüseteller mit geringer Energiedichte vor uns, melden die Augen ans Gehirn: »Schöne große Portion!« Nach dem Essen funken die Messfühler des Magens nach oben: »Bin ganz schön voll!« Den gleichen Effekt erzielen Sie mit ein paar krausen Salatblättern auf dem Butterbrot. Auch Vollkorn-Reiswaffeln, deren Körner wie Puffreis aufgepoppt sind, machen bei nur rund 20 Kalorien auf dem Teller eine Menge her. Die gleiche Energiemenge in Form von Bonbons, Kuchen oder Kartoffelchips würden wir als Mahlzeit überhaupt nicht zur Kenntnis nehmen, weil sie so winzig ist.

❯ **Doch Vorsicht:** Voluminöse Lebensmittel allein machen nicht satt. Sie helfen nur dabei, mit weniger Kalorien eine alle Sinne befriedigende Mahlzeit zu gestalten.

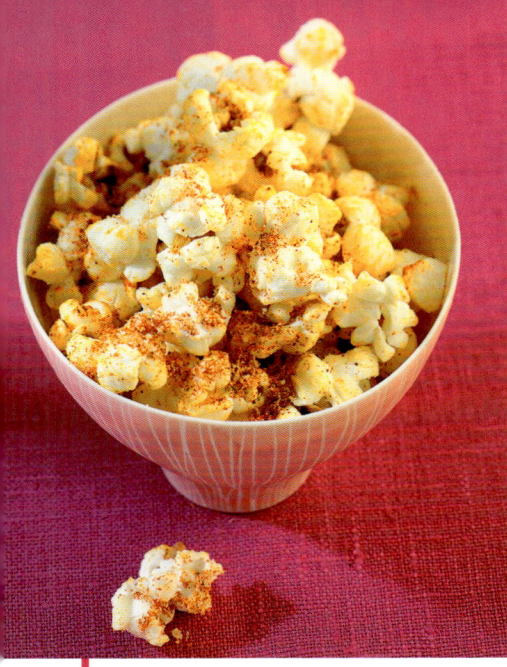

Mit viel Volumen snacken! Denn Luft hat keine Kalorien.

Scharfes Popcorn

1 Portion enthält:
1 g E | 1 g F | 6 g KH | 0,5 g BS
47 kcal | 195 kJ

Zutaten für 10 Portionen

2 TL Paprikapulver
1 kräftige Prise (ca. ¼ TL)
Cayennepfeffer
¼ TL Salz
1 EL geriebener Parmesankäse
1 EL Pflanzenöl
1 Knoblauchzehe
100 g Popcornmais

1 Paprika, Cayennepfeffer, Salz und Parmesan mischen.

2 Öl in einem weiten Topf erhitzen. Knoblauch schälen. Die Zehe kurz im heißen Öl schwenken und wieder entfernen.

3 Den Mais zufügen, Deckel auflegen und den Topf auf höchster Stufe erhitzen. Sobald zu hören ist, dass die ersten Körner aufspringen, die Herdplatte abschalten, aber den Topf darauf stehen lassen, bis alle Körner aufgepoppt sind. Zwischendurch den Topf schwenken, damit alle Körner mit dem heißen Topfboden in Kontakt kommen.

4 Die Gewürzmischung über das fertige, noch heiße Popcorn streuen. Damit sie sich gut verteilt, den geschlossenen Topf mehrfach schütteln.

48

Andere Belohnungen suchen

ESSEN ALS SEELENTRÖSTER: Gehaltvolles Essen ist der bequemste Weg, sich zu verwöhnen, wenn es sonst niemand tut. Oft dämpfen wir auch den Zorn über eine Ungerechtigkeit mit ein paar fettreichen Snacks, anstatt den Konflikt offen auszutragen. Statt Streicheleinheiten und Beruhigungshappen aus dem Kühlschrank einfach die schönen Seiten des Lebens mehr genießen. Dann tritt das Essen in den Hintergrund und wird weniger wichtig.

EINSAM, ÄNGSTLICH ODER SAUER?

Menschen, die essen, um mit ihren Gefühlen besser fertig zu werden, essen unbewusst mehr als Menschen, die in Gesellschaft viel essen. Die konsumieren zwar mit Freunden und auf Partys üppige Kalorienmengen, sind aber seltener Opfer von Heißhungeranfällen. Psychologen sagen, dass jeder von uns ein tiefes Bedürfnis nach Erlebnissen hat. Menschen, deren Persönlichkeit besonders viel Belohnung fordert, damit sie sich wohlfühlen, haben es deshalb schwerer als andere, beim Essen Maß zu halten. Selbst wenn sie erfolgreich abnehmen, laufen sie eher als andere

Gefahr, nach einer Weile wieder zuzunehmen, weil sie gutes Essen und Leckereien als wirksame Belohnung kennengelernt haben.

Aber es gibt auch einen Rückweg! Leichter als man denkt, lernt der Kopf nämlich, unangenehme Gefühle anders zu bewältigen. Wer immer wieder zornig auf dem Weg zum Kühlschrank ist, sagt beim nächsten Mal laut: »Stopp! Es hat keinen Sinn, meine Gefühle mit Essen zu betäuben.« Schließlich spart ein ausgewachsener Wutanfall manchmal tausend Kalorien und tut richtig gut.

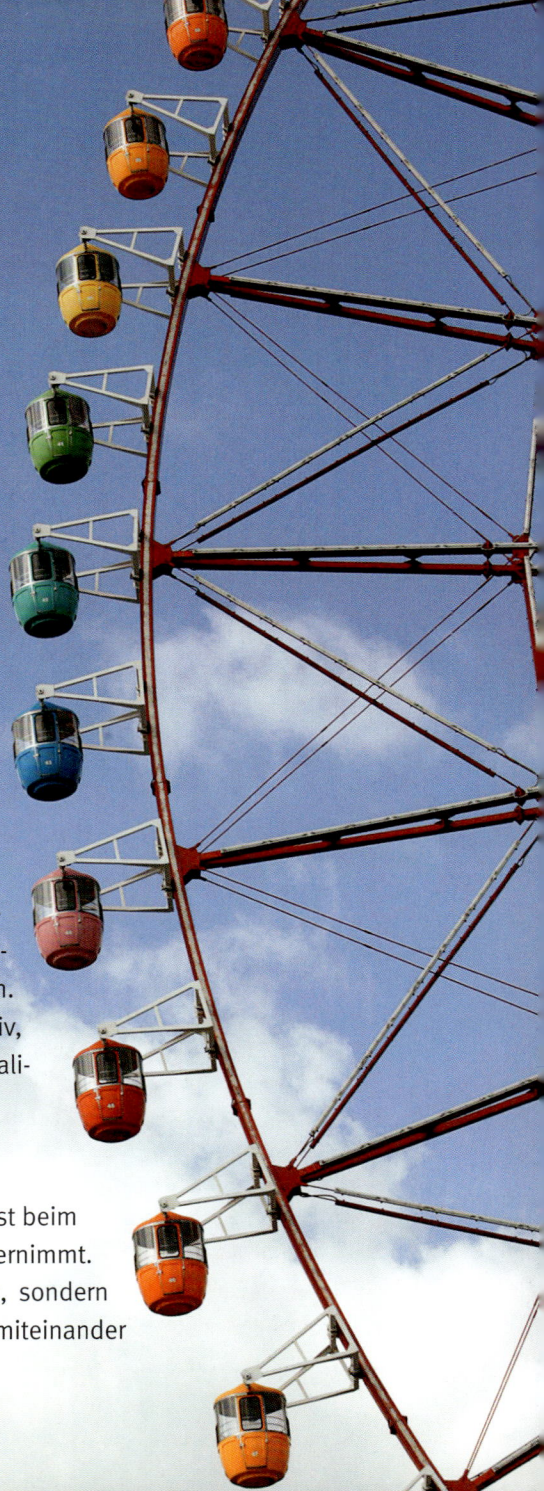

Raus aus dem Alltag, rein ins Vergnügen!

■ Freude kann man planen

Schreiben Sie nicht nur Meetings und Pflichttermine in den Kalender, sondern planen Sie so viele Unternehmungen wie möglich, die Spaß machen und Sie aus dem Haus locken: Theaterkarten, Streifzüge durch die Nachbarschaft, Städtereisen, Wandertouren, Besuche im Wellnessbad – die Auswahl ist groß. Wer aktiv ist, denkt nicht ans Essen und kriegt die Pfunde bei einer Diät besser in den Griff.

■ Kalorienfreies für das Belohnungszentrum

Der prachtvolle Anblick eines Gemäldes oder die Schönheit eines blühenden Gartens wirkt im Kopf ganz ähnlich, als würden wir gerade etwas besonders Leckeres essen. Botenstoffe werden ausgeschüttet, die entspannen und glücklich machen. Dabei sind tatsächlich dieselben Hirnregionen aktiv, die auf ein köstliches Menü oder eine Schachtel Pralinen reagieren.

■ Gemeinschaft genießen

Die Pfunde schwinden leichter, wenn man, statt Trost beim Essen zu suchen, mit Bekannten abends etwas unternimmt. Also nicht nur E-Mails schreiben und telefonieren, sondern persönliche Treffen vereinbaren und eine gute Zeit miteinander verbringen.

Das Fett wegwandern

VIEL BESSER ALS GEDACHT: Wandern ist gesund, kommunikativ und sorgt für einen wohltuenden Ausgleich zum Alltagsstress – all das wissen Sie. Wandern hat Ihnen jedoch noch einiges mehr zu bieten: Wenn Sie zügig unterwegs sind, verbrennt Ihr Körper als »Nebeneffekt« jede Menge Kalorien – und zwar deutlich mehr, als man bisher dachte. Wandern Sie sportlich, dann erreichen Sie einen ähnlich hohen Kalorienverbrauch wie beim klassischen Ausdauertraining. In der Summe ist der Energieumsatz oft sogar noch höher!

SO EFFEKTIV WIE LANGSAMES JOGGEN

Studien des Kölner Instituts für Prävention und Nachsorge (IPN) konnten nachweisen, dass beim intensiven Wandern, etwa im bergigen Gelände, ungefähr genauso viele Kalorien verbrannt werden, wie dies beim langsamen Joggen der Fall ist. Der durchschnittliche Energieverbrauch bei schwierigeren Strecken von 560 kcal pro Stunde (siehe Grafik) entspricht dem Kalorienverbrauch, wie er sonst bei einem Joggingtempo von 8 km/h erreicht wird.

Steigt der Puls, purzeln die Pfunde
Je nach Wandertempo und Streckenprofil klettert der Puls in Bereiche, wie man sie vom klassischen Ausdauersport kennt. Und mehr Ausdauer bedeutet bekanntlich mehr Fettverbrennung, also weniger Pölsterchen.

Auf Dauer kaum zu toppen
Da eine Wandertour meist mehrere Stunden und damit in der Regel länger dauert als Jogging oder andere Ausdaueraktivitäten, kommt in der Summe sogar ein höherer Kalorienumsatz zustande. So wurde bei der Wanderung im Gebirge binnen 3¼ Stunden die stolze Menge von 1700 kcal vernichtet.

Die Fatburner-Wandertipps

■ Wenn Sie einen Hügel vor der Haustür haben, umso besser. Ansonsten fahren Sie vielleicht ein paar Kilometer weit – am Wochenende sicher kein Problem.

■ Wer im Flachland wohnt, muss deshalb nicht auf das kalorienraubende Naturerlebnis verzichten: Einfach mit Zusatzgepäck im Rucksack losmarschieren und einen Gang zulegen.

■ Mit einer Pulsuhr können Sie die Intensität optimal kontrollieren und anpassen.

■ Mehr Spaß macht's mit Gleichgesinnten. Motivieren Sie Familie, Freunde oder schließen Sie sich einer Wandergruppe an.

■ Wenn Sie regelmäßig auf Tour sind oder gar einen Wanderurlaub machen, haben Sie garantiert ein optimales Fatburner-Programm.

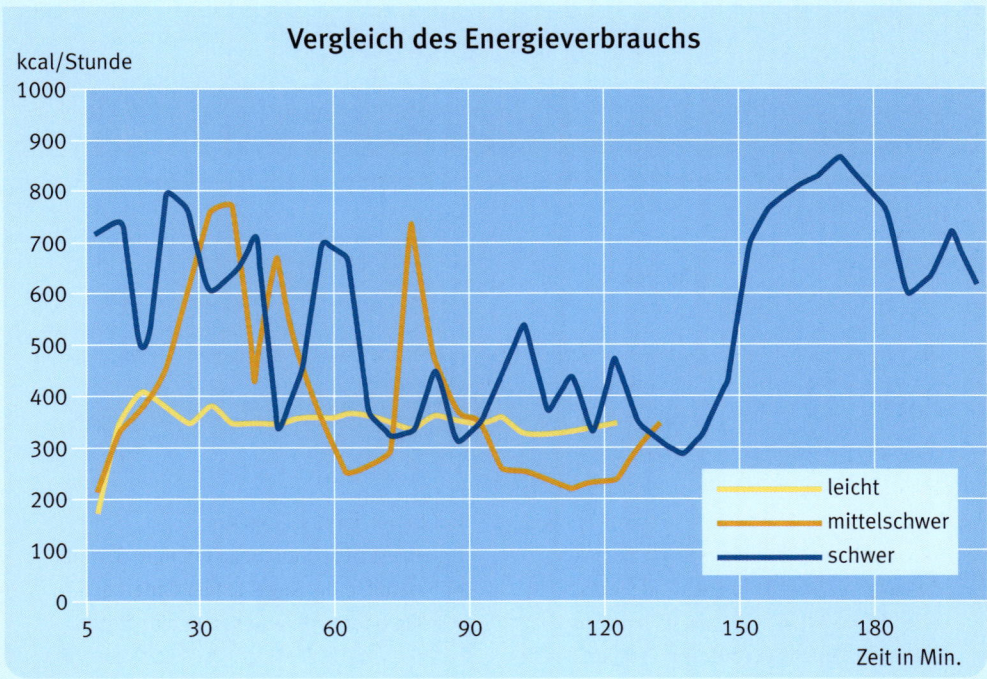

Vergleich des Energieverbrauchs

Beispiele des Energieverbrauchs auf Wandertouren mit unterschiedlichem Schwierigkeitsgrad durch das Streckenprofil. Bei der Wanderung im Gebirge (schwer) wurden innerhalb von gut 3 Stunden ca. 1700 kcal verbrannt; im Stundenmittel waren es 560 kcal. Auf hügeliger Strecke (mittelschwer) wurden als Stundendurchschnitt 395 kcal, auf flacher Strecke (leicht) 350 kcal gemessen.

Lieber Musik hören, statt aus Frust mehr essen

MIT MUSIK SCHWINDEN PFUNDE LEICHTER. Lieder können zu Tränen rühren und Massen in die Ekstase treiben. Musik beeinflusst unsere Gefühle. Wer sich vor lauter Zorn oder Liebeskummer gerade auf den Inhalt des Kühlschranks stürzen möchte, legt also besser seine Lieblings-CD auf. Die ist vollkommen kalorienfrei.

GEFÜHLE IM TAKT

Viele Menschen essen, um sich zu beruhigen. Doch es gibt andere Möglichkeiten, wie Sie Ihre Empfindungen wieder in den Griff bekommen. Musik ist eine davon. Denn Musik kann zutiefst berühren, kaum jemand ist immun gegen ihre Magie.

Musik bildet, so glauben Forscher, für Menschen nicht etwa einen bloßen Zeitvertreib. Für die frühen Menschen war sie ein Vorteil beim Kampf ums Überleben – und damit einer der Faktoren, die uns zu dem gemacht haben, was wir heute sind. In Zeiten, in denen es ums nackte Überleben ging, zeigte Gesang: »Ich

bin kreativ, stark und gesund.« Das verlieh dem Urmenschen Vorteile bei der Partnerwahl.

Wer ihre Wirkung für sich nutzen möchte, muss Musik jedoch intensiv wahrnehmen. Musikpädagogen sprechen dann vom »großen« oder »durchlebten« Zuhören. Wenn wir hingegeben lauschen, schwimmen tiefe Empfindungen an die Oberfläche, weil die Töne unser Unterbewusstsein erreichen. Dabei gibt es keine Unterschiede zwischen Klassik und Pop, Musical, Jazz oder Folk. Unsere Gefühle kennen keine hoch- und keine minderwertige Musik.

Hunger, Stress und schlechte Laune? Dagegen hilft Musik.

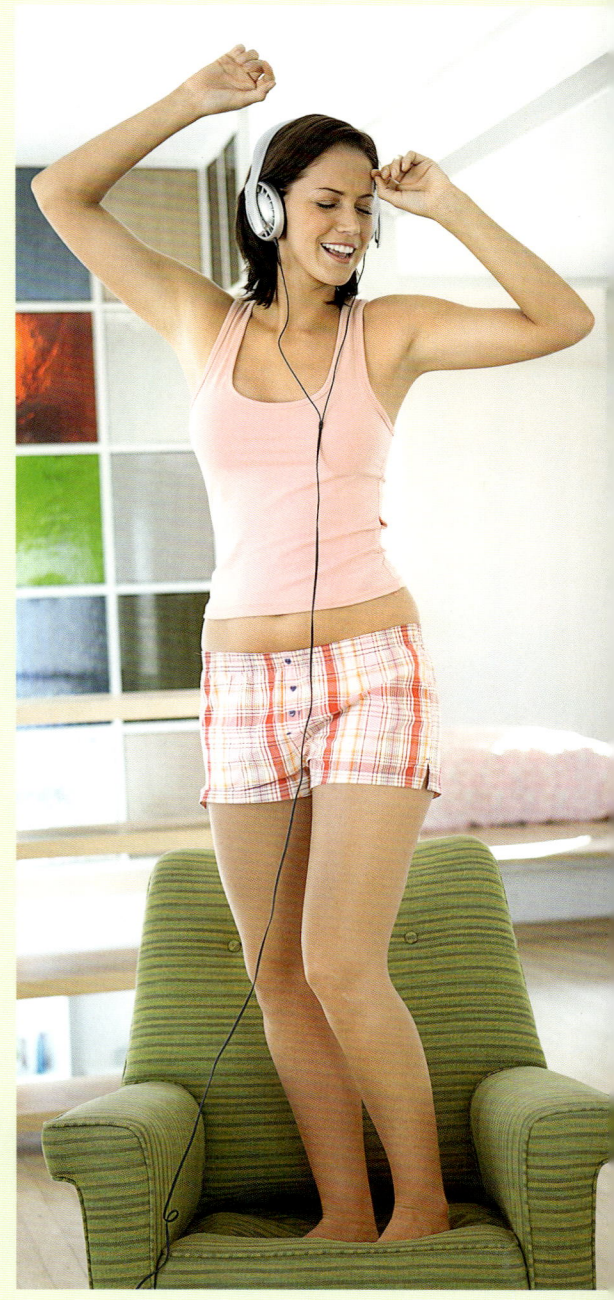

■ **Nach dem Heimkommen abtauchen**
Bevor Sie sich nach einem stressigen Tag
an den Tisch setzen, brauchen Sie eine
Erholung von der Reizflut des Alltags. Einfach eine Viertelstunde hinlegen, dabei
andächtig Musik hören und an nichts ande-
res denken. Ein solches Ritual kann auf
Dauer Tausende Kalorien einsparen, die
man sonst als »Beruhigungsmittel« einge-
setzt und gegessen hätte.

■ **Singen gegen Seelenhunger**
Sie finden Ihren eigenen Gesang schaurig?
Macht nichts – singen Sie trotzdem mit,
wenn Sie Ihre Lieblingsmusik hören. Das
lockert nicht nur die Stimmbänder, sondern auch Sie selbst, und hindert Sie wunderbar am Frustfressen.

■ **Spielen und Einstimmen**
Früher haben Sie ein Instrument gespielt
oder im Chor gesungen? Lassen Sie diese
brachliegenden Fähigkeiten wieder auf-
leben. Dafür ist es nie zu spät, und Sie werden sehr davon profitieren: Selbst erzeugte
Takte, Töne und Melodien wirken nämlich
ganz besonders intensiv und streicheln die
Belohnungssysteme im Kopf viel besser als
jedes Festmenü.

Bücher, die weiterhelfen

› Deutsche Gesellschaft für Ernährung (Hrsg.), im Auftrag des Bundesministeriums für Ernährung, Landwirtschaft und Verbraucherschutz: Ernährungsbericht 2008

› Holick, M. F./Jenkins, M.: Schützendes Sonnenlicht. Haug Verlag, Stuttgart

› Kasper, H.: Ernährungsmedizin und Diätetik. Urban & Fischer, München, Jena

› Rüegg, J. C.: Gehirn, Psyche und Körper. Neurobiologie von Psychosomatik und Psychotherapie. Schattauer, Stuttgart

› Storch, M./Cantieni, B./Hüther, G./Tschacher, W.: Embodiment – Die Wechselwirkung von Körper und Psyche verstehen. Huber Verlag, Bern

Bücher aus dem GRÄFE UND UNZER VERLAG

› Burger, D.: Sofa-Workout. Schlank in der Werbepause

› Dusy, T.: Leichte Saucen & Dips

› Elmadfa, Prof. Dr. I./Aign, W./Muskat, Prof. Dr. E./Fritzsche, D.: Die große GU Nährwert-Kalorien-Tabelle

› Grillparzer, M./Kittler, M./Wetzstein, C.: 33 Magische Suppen

› Grillparzer, M.: Die Neue GLYX-Diät

› Grillparzer, M.: Körperwissen. Entdecken Sie Ihre innere Welt

› Hederer, M.: Laufen statt Diät

› Klever-Schubert, K./Endres, A.: Der Große Klever Kalorien & Nährwerte 2010/11

› Lange, E./Wiesner, Dr. S.: Der Schlankheitscode. Ihr persönlicher Schlüssel zum Abnehmen

› Matthaei, B.: 99 federleichte Rezepte für jeden Tag

› Pape, Dr. med. D./Schwarz, Dr. med. R./Heßmann, G./Trunz-Carlisi, E./Gillesssen, H.: Schlank im Schlaf. Das Kochbuch

› Pape, Dr. med. D./Schwarz, Dr. med. R./Trunz-Carlisi, E./Gillessen, H.: Schlank im Schlaf. Die revolutionäre Formel: So nutzen Sie Ihre Bio-Uhr zum Abnehmen

› Proebst, M.: Leichte Salate. Für unterwegs.

› Schmidt/Helmkamp/Mack/Winski: Nordic Walking

› Söder, S./Schlösser, P.: WoYo. Der leichteste Einstieg in den Yoga

› Trökes, A.: Yogafitness

› Trunz-Carlisi, E.: Personal Trainer. Tests und Workouts nach Maß

› Trunz-Carlisi, E./Lange, E.: Straffe Formen. Die 50 besten GU-Tipps

› Trunz-Carlisi/Pape, Dr. med. D./Schwarz, Dr. med. R./Gillessen, H.: Schlank im Schlaf. Der Fitness-Turbo

› Tschirner, T.: Fit mit dem Thera-Band

› Winkler, N.: Bauch, Beine, Po intensiv

Adressen und Links, die weiterhelfen

Rezepte und Infos rund ums Abnehmen

> www.schlankheits-code.de

Auf der Website lernen Sie die individuellen Ursachen für Ihre Gewichtszunahme kennen. Sie können testen, welcher Pfundstyp Sie sind, und sich im Blog mit anderen Betroffenen austauschen. Außerdem stehen über 400 neue und einfache Rezepte für Sie zum Anklicken bereit.

Ernährungsberatung

Wer eine individuelle Ernährungsberatung sucht, kann sich an die Fachverbände wenden, die auf ihren Internetseiten Berateradressen anbieten. Weitere Informationen:

> Verband der Diätassistenten
Deutscher Bundesverband e.V.
Tel.: 0201/94685370, Fax: 0201/94685380
www.vdd.de

> Verband der Oecotrophologen e.V. (VDOE)
Reuterstr. 161, 53113 Bonn
Tel.: 0228/28922-0
Fax: 0228/28922-77
www.vdoe.de

> Bundesverband Deutscher Ernährungs-
mediziner
Reichsgrafenstraße 11, 79102 Freiburg
Tel.: 0761/7040214
Fax: 0761/72024
info@bdem.de
www.bdem.de

> Deutsche Gesellschaft für Ernährung e. V.
Godesberger Allee 18, 53175 Bonn
Tel.: 0228/3776-600
Fax: 0228/3776-800/802
www.dge.de

> Österreichische Gesellschaft für Ernährung
Zimmermanngasse 3, 1090 Wien
Tel.: 01/714 71 93
Fax: 01/718 61 46
E-Mail: info@oege.at
www.oege.at

> Schweizerische Gesellschaft für Ernährung
Schwarztorstrasse 87, Postfach 8333, 3001 Bern
Tel.: 031/3850000
Fax: 031/3850005
E-Mail: info@sge-ssn.ch
www.sge-ssn.ch

Das Europäische Informationszentrum für Lebensmittel

> Informationswebsite
www.eufic.org

Sachregister

Alle Tipps auf einen Blick

Rezepte

Die Autoren

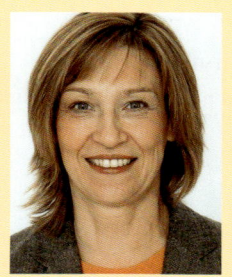

Elisabeth Lange studierte Ernährungswissenschaften und war viele Jahre Redakteurin bei einer großen Frauenzeitschrift. Heute lebt sie als freie Wissenschaftsjournalistin und Buchautorin in Hamburg-Eppendorf. Nach einer Reihe von Bestsellern (z. B. »Fleischlos glücklich«, »Pilze im Körper«, »Älterwerden ist nichts für Feiglinge«) hat sie 2008 den GU-Titel »Der Schlankheitscode« geschrieben. Sie liebt es, aktuelle Forschung spannend und praxisnah aufzubereiten.

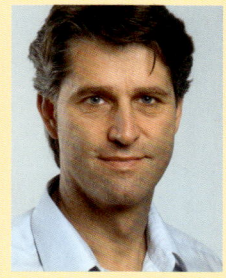

Elmar Trunz-Carlisi ist Sportwissenschaftler und leitet das Institut für Prävention und Nachsorge in Köln. Er ist auf Gesundheitssport und Fitness spezialisiert und veröffentlichte viele Beiträge in Publikums- und Fachzeitschriften, Büchern, im Rundfunk und TV. Außerdem ist er Autor und Co-Autor der GU-Schlank-im-Schlaf-Bücher und als Referent/Dozent tätig.

© 2009
GRÄFE UND UNZER VERLAG GmbH,
München

Alle Rechte vorbehalten. Nachdruck, auch auszugsweise, sowie Verbreitung durch Bild, Funk, Fernsehen und Internet, durch fotomechanische Wiedergabe, Tonträger und Datenverarbeitungssysteme jeder Art nur mit schriftlicher Genehmigung des Verlages.

Projektleitung: Silvia Herzog
Lektorat: Ulrike Schöber, Dortmund
Layout: independent Medien-Design, Horst Moser, München
Herstellung: Claudia Labahn
Satz: Liebl Satz+Grafik, Emmering
Reproduktion: Repro Ludwig, Zell am See
Druck: Firmengruppe APPL, aprinta druck, Wemding
Bindung: Firmengruppe APPL, sellier druck, Freising

ISBN 978-3-8338-1778-6

1. Auflage 2009

Bildnachweis

Rezepte: Studio L'EVEQUE, H. u. T. Bischof
Weitere Fotos:
Cover: Artwork von Karin Drexler (Vorlage: Getty)
Corbis: S. 11 unten, 27, 41, 51, 53, 57 (Typ 1, 2, 3), 67, 75, 105;
D. Rose: S. 111 unten; F1 online: S. 31; Fotofinder: U2 (Reihe 3 Mitte), S. 95; Fotolia: S. 33 (Himmel); Getty: U2 (Reihe 1 Mitte, 2 li. u. re., 3 re.), S. 3, 4, 7, 11 Mitte, 19, 21, 37, 45, 55, 57 (Typ 4), 59, 83 (Reihe 3 Mitte), 87, 97, 101, U4 Mitte; GU: S. 79 (L. Lenz), 93 u. U4 re. (K. Blaschke); Jalag: S. 25 (Reihe 1 Mitte); Jump: S. 5, 39, 69 unten, 85; Masterfile: S. 11 oben, 29, 69 oben, 91; Mauritius: S. 15, 25 (Reihe 1 li., 2 li.), 49, 69 Mitte, 81; Plainpicture: S. 9, 17, 57 (Typ 5); Privat: S. 111 oben; Shutterstock: U 2 (Reihe 1 re.), S. 25 (Reihe 1 re., 2 Mitte u. re., 3 Mitte u. re.), 33 (Schild), 83 (Reihe 1 li., 2 li., 3 re.); Stockfood: S. 25 (Reihe 3 li.), 83 (Reihe 1 Mitte u. re., 2 Mitte u. re., 3 li.), U4 li; Vario images: S. 63.

Syndication:
www.jalag-syndication.de

Umwelthinweis

Dieses Buch wurde auf chlorfrei gebleichtem Papier gedruckt. Um Rohstoffe zu sparen, haben wir auf Folienverpackung verzichtet.

Wichtiger Hinweis

Die Gedanken, Methoden und Anregungen in diesem Buch stellen die Meinung bzw. Erfahrung der Verfasser dar. Sie wurden von den Autoren nach bestem Wissen erstellt und mit größtmöglicher Sorgfalt geprüft. Sie ersetzen jedoch nicht die ärztliche Beratung bzw. Therapie. Weder Autoren noch Verlag können für eventuelle Nachteile oder Schäden, die aus den im Buch gegebenen praktischen Hinweisen resultieren, eine Haftung übernehmen.

Die GU-Homepage finden Sie im Internet unter www.gu-online.de

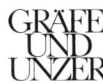

GRÄFE
UND
UNZER

Ein Unternehmen der
GANSKE VERLAGSGRUPPE

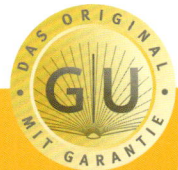

Unsere Garantie

Alle Informationen in diesem Ratgeber sind sorgfältig und gewissenhaft geprüft. Sollte dennoch einmal ein Fehler enthalten sein, schicken Sie uns das Buch mit dem entsprechenden Hinweis an unseren Leserservice zurück. Wir tauschen Ihnen den GU-Ratgeber gegen einen anderen zum gleichen oder ähnlichen Thema um.

Liebe Leserin und lieber Leser,

wir freuen uns, dass Sie sich für ein GU-Buch entschieden haben. Mit Ihrem Kauf setzen Sie auf die Qualität, Kompetenz und Aktualität unserer Ratgeber. Dafür sagen wir Danke! Wir wollen als führender Ratgeberverlag noch besser werden. Daher ist uns Ihre Meinung wichtig. Bitte senden Sie uns Ihre Anregungen, Ihre Kritik oder Ihr Lob zu unseren Büchern. Haben Sie Fragen oder benötigen Sie weiteren Rat zum Thema? Wir freuen uns auf Ihre Nachricht!

Wir sind für Sie da!
Montag–Donnerstag: 8.00–18.00 Uhr;
Freitag: 8.00–16.00 Uhr *(0,14 €/Min. aus dem dt. Festnetz/Mobilfunkpreise können abweichen.)
Tel.: 0180-5 00 50 54*
Fax: 0180-5 01 20 54*
E-Mail:
leserservice@graefe-und-unzer.de

P.S.: Wollen Sie noch mehr Aktuelles von GU wissen, dann abonnieren Sie doch unseren kostenlosen GU-Online-Newsletter und/oder unsere kostenlosen Kundenmagazine.

GRÄFE UND UNZER VERLAG
Leserservice
Postfach 86 03 13
81630 München

Die 50 besten GU Tipps – individuell und schnell

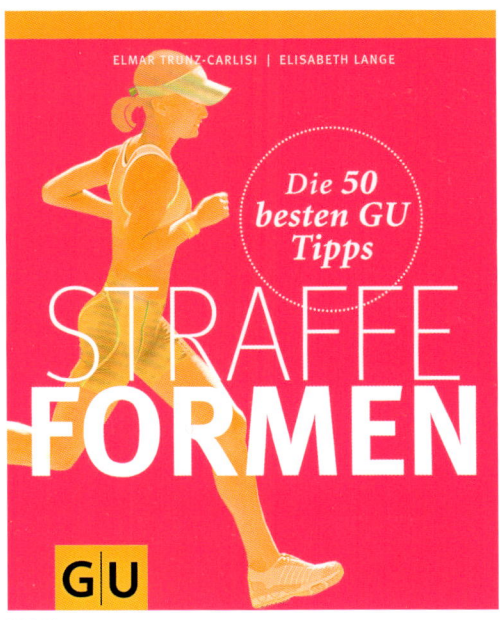

ELMAR TRUNZ-CARLISI | ELISABETH LANGE

Die 50 besten GU Tipps

STRAFFE FORMEN

G|U

ISBN 978-3-8338-1779-3
112 Seiten

Änderungen und Irrtum vorbehalten.

Da steckt viel drin:

Vielseitig – innovative und erprobte Tipps von Experten

Flexibel – jeder Tipp ist für sich alleine umsetzbar

Kompetent – wissenschaftlich fundiert und alltagstauglich

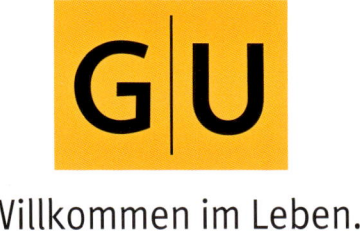

Willkommen im Leben.

momox.com/sale

A-bu2wc3

Unsere besten Schlankmacher

Aufschlagen, auswählen, abnehmen!

> **Alltagserprobt, wissenschaftlich fundiert und verblüffend einfach:** Mit diesen 50 Tipps bekommen Sie Ihr Gewicht erfolgreich und dauerhaft in den Griff.

> **Unterhaltsam aufbereitet und ganz flexibel:** Jeder Tipp funktioniert schon für sich alleine. Suchen Sie sich aus der Vielfalt das aus, was zu Ihnen passt.

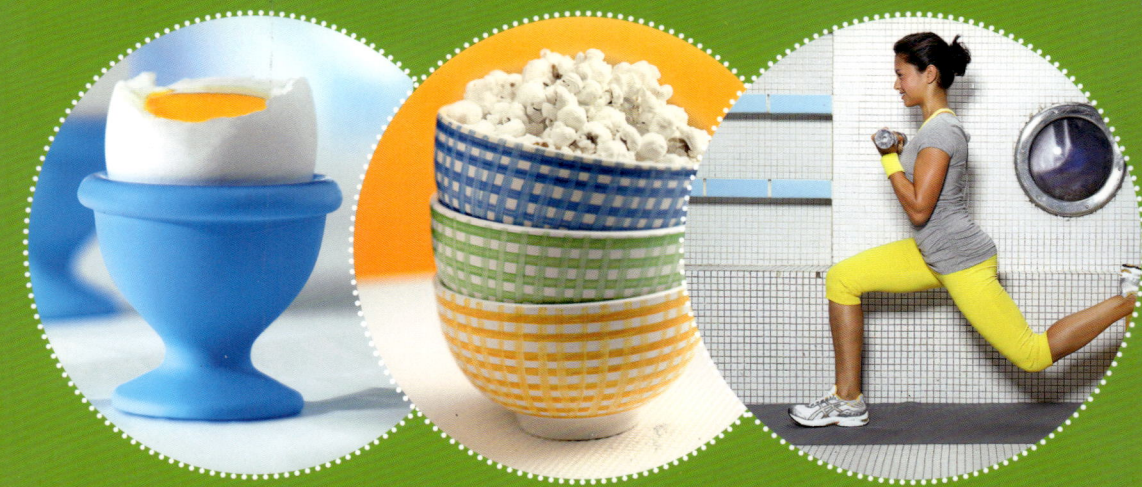

www.gu-online.de

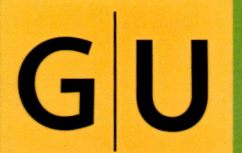

9,99 € [D]
ISBN 978-3-8338-1778-6
WG 461 Ernährung